自分の中の3つの宝「精・気・神」が輝く

気と香りで調える
シン・アロマセラピー

精油の翻訳家　藤原 綾子

BAB JAPAN

はじめに

私は植物の存在理由を知ることが、アロマセラピーの第一歩であると思っています。アロマセラピーで使用される精油の魅力は、たくさんの化学成分が作り出す香りです。しかし存在理由は、精油の芳香成分が示す役割だけでなく、自然界が生み出す植物の姿形、生態など、そこに生きる植物自体にあるのではないかと、考えています。

たとえば、去年のラベンダー・アングスティフォリアと今年のラベンダー・アングスティフォリアの芳香成分の比率が違っても、ラベンダー・アングスティフォリアの凛《りん》とした美しさは変わらず、私たちに訴えることは変わりません。

精油の成分が違うからといって、ラベンダーらしさがなくなるわけではない、ラベンダーの価値が失われるというわけではないのです。

確かに、精油の成分は収穫年ごとに量が変わり、不安定ではありますが、それを利用する私たちの嗅覚は、生きるか死ぬかを判別することができるほど大事で、信頼できるものです。

よい香りにはよい感情が生まれ、嫌いな香りには嫌悪感が生まれるという、素晴らしい能力を持っています。

「なぜ今日はこの香りが好きなのか」を知ることは、心身を客観的に理解することに通じます。好きと思った精油を読み解くことが、その理由を知るツールとなります。また精油は、感じている不調を解消するツールとしても使えます。

このように、アロマセラピーはその人の「揺れている部分」と「本質的な部分」を分析し、そのときに必要なものを補うことだと思っています。それによって、本来の「魅力」や「輝き」を発揮できると、私は考えます。拙著『香りの心理分析　アロマアナリーゼ』で推奨する「精油のプロフィールづくり」は、私が考えるアロマセラピーそのものなのです。

ただ、アロマセラピーを学び始めた頃は、採油される部位によってその作用が違ったり、生育地によって含有成分が違ったりする、植物の「不安定」で「不確実」な面について、懐疑的な思いを抱いていました。そのような「いい加減」なものを施術として提供することは、不誠実なのではないかと思ったこともありました。

しかし、学びを進めていくうちに、精油が植物の揺れのような不安定で不確実になる理由は、その地でこの時代を生き抜くための能力なのだということを理解しました。動けない植物だからこその「生きる知恵」であり、むしろたくましさなのです。

この不思議な適応能力こそが精油の持つ「エネルギー」なのだとわかると、アロマセラピーにはもっと深い何かがあるのではないかと思うようになりました。さらに、植物療法の1つでもあるメディカルハーブを学び、薬用植物の存在とそれを利用する人間の関係性を体験し、驚きと感動を覚えたのです。

そのような中で、アロマトリートメントに活かせるのではないかと、東洋思想を気功の「エネルギー」として学んだところ、陰陽五行について理解が深まりました。さらに、漠然と描いていた、「アロマセラピーとは精油の持つ『エネルギー』を扱う代替療法である」という考え方と、気功で学ぶ人間の「エネルギー」の活かし方が、私の中で一致してきたのです。

そこで本書では、「エネルギー」「生命力」という点に着目し、精油と人間のエネルギーを陰陽五行で見る、少し違う視点でのアロマセラピーについてお伝えしようと思います。

　メディカルアロマセラピーやエビデンスから最も遠いところにあるアロマセラピーと、受け取られるかもしれません。ただその一方で、おそらく最もホリスティックなアロマセラピーではないかと自負しています。

　アロマセラピストはもちろん、精油の奥深い魅力をもっと知りたい方に、ぜひ本書をご覧いただきたいと思います。これまでにない形で、精油からのアプローチを受けるに違いありません。

目次

〈第5章〉 東洋思想と老子の教え

〈巻末資料〉精油のデータシート

第1章

気香アロマアナリーゼセッション

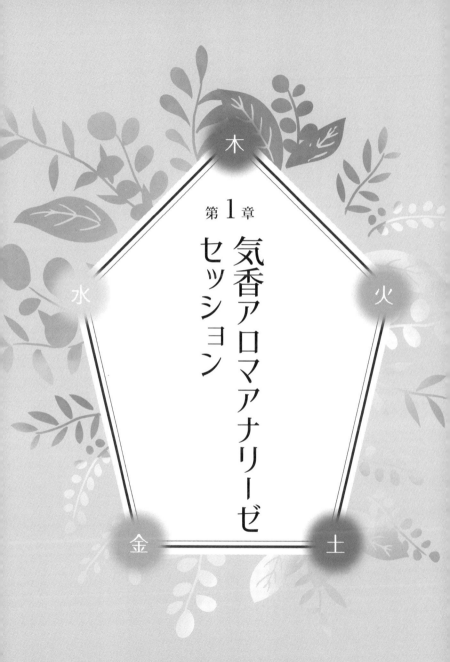

目に見えないけれど確かに存在する「気」

「気」はエネルギーです。というと、怪しい……と思う人もいます。しかし、実は私たち日本人は、**古くから目には見えないはずの気の存在を知っていた**と思えるのです。なぜなら、日本語には「気」という文字を使った単語が、数多く存在しているからです。

空気、天気、元気、勇気、気候、気分、雰囲気、覇気、やる気、気力、気配り……。これらを見ると、「気」という言葉の意味がわかります。これらはすべて、さまざまなエネルギーの様子を表す言葉です。空のエネルギー「空気」、天のエネルギー「天気」、もともと持っているエネルギー「元気」、勇ましいエネルギー「勇気」……。

ここからも、私たちの身のまわりに存在する「気」を、当たり前に感じていたことがわかります。

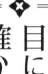

このような話をレッスンでお伝えすると、「私は鈍感だから『気』を感じたことはないと思います」という生徒さんがいます。

そんなはずはありません。たとえば、毎朝「おはよう」と言って入ると、教室の雰囲気がいつもと違う。「何？　何かあったの？」と、誰かに聞いてしまったことはありませんか？　あるいは、「おはよう」といったあの人の表情がいつもと違う。「大丈夫？　疲れてる？」と声をかけたことはないですか？

私たちは、教室内に漂う「気」、人がまとっている「気」を感じて、ちゃんと反応しています。だからこそ、仲間の絆や連携が得られるのです。

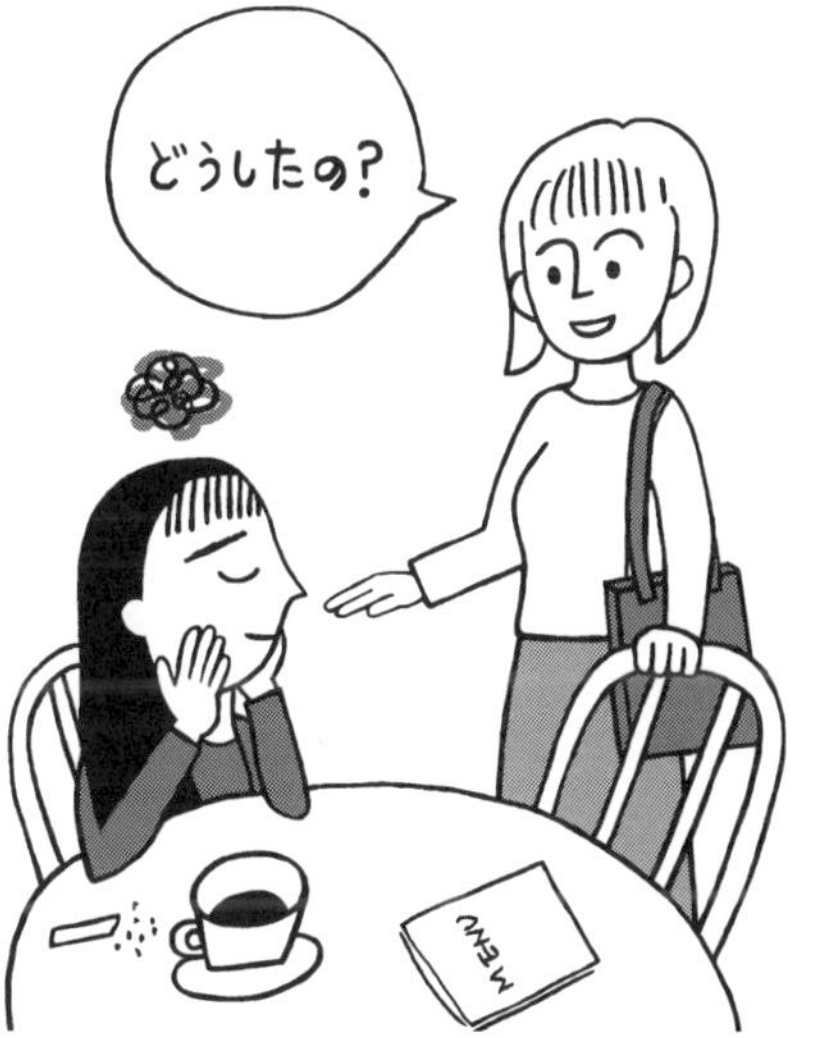

さらに自分の発する気の変化にも気づいているはずです。傷口や痛みのある場所を無意識に手のひらで触れているという経験は、誰にでもあるのではないでしょうか？　理論的に考えれば、手を当てたところで、痛みが取れるわけでも傷が治るわけでもありません。

でも、傷や痛みは、無意識に感じる「気（エネルギー）の乱れ」です。痛みのある箇所の気を調えようと触れるのです。それを「手当て」というわけです。

それを習ったわけでもないのに、誰もが無意識に行っています。それくらい気を感じることは、私たちにとって当たり前のことなのです。

東洋思想では、**気の調整は、身体的組織だけでなく、社会的組織の修復や安定にもつながる**と考えられています。気が調うことで、血液（お金）、リンパ（人）の流れがよくなると考えられているのです。

香りを使って気功のエネルギーを感じてみる

気香療法は、私が開発したメソッドです。当初は「気功アロマ」と呼んでいました。エネルギーを調える「気功」にアロマセラピーを用いることで、捉えどころのないエネルギーの変化を具体的に感じられるのではないか?と期待してのことでした。

気は「生命」を維持するために最も重要な流れです。私が実践する気功はあくまでも、健康管理、健康維持、流れを調える手技です。

たとえば、日常生活で痛みに手を当てて気を流すということも気功です。そして、自分の全身に流れる気がスムーズに流れることをイメージし、気を調える瞑想も気功。身体の中の気だけではなく、外気と呼ばれる、外にある自然界の気を深呼吸や動きなどで取り込み、環境と調和する練功も気功です。

私のオリジナルメソッド「リコネクティングトリートメント」というアロマトリートメントでは、私がクライアントの気を外側から調え、全身、精神、心の調和を目指します。これも気功です。

そしていずれの場合も、流れる気を感じ、自分（やクライアント）と環境がつながり、不調や傷口などが修復改善された結果、どのような幸せを感じているか、幸せを実現しているかをイメージすることが大切なプロセスです。

気功は、原則として「気」のみを使い、他のツールを要しません。どこでも誰でも実践できることがメリットではあるのですが、目に見えないため、捉えどころがありません。そのため､プロセスも結果も文字どおり「『気』のせい」と思われてしまう点がデメリットでした。

この点について、精油を使うことで、精油の持つ作用が具体的に私たちに働きかけ、健康維持という気功の目的が、より明確になるのではと思いつきました。たとえば、胃腸の働きを促すように気を流す際、消化促進作用、蠕動《ぜんどう》運動促進作用のあるオレンジ精油を使うことで、よりわかりやすい結果が得られるのではと考えました

香りとともに「気」を体感する

とはいえ、それだけで気というエネルギーへの理解が得られるだろうか?という不安はありました。まず、気功を一緒に学ぶ仲間に精油を使って、「気が流れるイメージ」の瞑想を実践しました。ちなみに使った精油は、そのときに参加者が「よい香り」と感じたもので、薬理作用や生理作用を考慮したものではありません。結果、評価は上々でした。

わかりやすい、面白い、気持ちがよい、というもの。しかし、気功を知る人は気のこともよく理解しているので、好意的な評価になることは想像できていました。

次に、気功を知らないアロマセラピーの仲間数名に、気功について簡単に説明したあと、同じように好きな香りの精油を使って「気が流れるイメージ」の瞑想を実践しました。「気が流れる」という感覚はわかりましたか?と、質問を投げかけたところ、「わかりました！」と興奮気味に答えが返ってきました。驚きました。感覚の差はあっても、全員が「わかった」と答えたのです。

私自身、気功を学び始めた当初、気が流れるというイメージが全くわかりませんでした。どう捉えるものなのかと模索した時間が長かったため、初めての体験で「わかった」ということが、信用できませんでした。

疑り深い私は、その後別の４クラス、合計20数名に「気功アロマ」の実験をしました。今度は、アロマセラピーも気功も知らない人たちに行いました。

すると、やはり「わかった」「感じた」と全員が口にしたのです。これには本当に驚きました。

これは、アロマ＝香りという目には見えないけれど、確かにその存在は嗅覚で捉えられます。**この香りを手掛かりに、気の存在を意識しているよう**なのです。

また、副産物として、精油が自分の身体のどの部分に働きかけているのかも、なんとなく感じられているようです。**「精油の作用も理解しやすい」**という人も多くいました。

香りと気を同時に感じることで、自分の感覚により深く向き合い、これまで受動的に受け取るだけだった精油の作用を、**気を流すことで自らの意思で能動的に働かせることができる**という実感を得られるようなのです。

気が調うと香りの好みが変わる

気功アロマの講座を続けていて、おもしろいことに気づきました。

「好きな香り」を選び、その香りを使って瞑想や練功（気功の動作）を行い、気を調えたあと、同じ精油を嗅いでもらうと、「香りが変わった」とか「香りの印象が違う」とか「もういらない香りになった」などと全員が「好きな香りではなくなった」と言いました。

「では、この時点で好きな香りの精油は何ですか？」と、再度選んでもらうと、全員が違う精油を選んだのです。

これは**「気」が調い、身体や心の状態、魂（魂の概念については後述）の状態が調い、必要とする精油が変わる**ことを示唆しています。もちろん、アロマセラピーをしている中で、精油を嗅いで状態が変化することはわかっていました。それを期待して使用するのですが、このようなＢｅｆｏｒｅ＆Ａｆｔｅｒを比較する術がないため、気分的なものであるとしかいえませんでした。

しかし、気の調整を併せて行うことで、気功アロマによって心身の状態が変化したことが明確になりました。また、それほどに人の嗅覚は鋭敏で、自分自身の現状を正確に把握しているものなのだと感心しました。

このようなことを続けていたある日、いつものように練功後「今、気になる精油はどれですか?」と聞いたら、ある受講生が「あ。この香り、さっき2番目に気になった香りです!」と教えてくれました。

気が調ったあとに欲する香りは、2番目に気になっていた精油だというのです。すると、他の人も「ほんとだ。確かに! 私もこれ、さっき気になっていました」と、口々に教えてくれました。

つまり、1番目に好きな精油を使って気功（瞑想や動作）を行い、終了後に香りを嗅いでもらうと、気功をする前に2番目に好きだった精油のほうを「いい香り」と感じるということなのです。

どうやら**1番目に好きな精油、2番目に好きな精油という順番**にも意味がありそうだと感じました。

それから約10年をかけて、精油の香り（作用）と気の流れの相乗効果として、何が起こっているのか？　何が得られるのか？　ということを、観察、実践してきてできあがったものが、**「気香療法」**と**「気香アロマアナリーゼ」**です。

「気香療法」は、気功とアロマセラピーを使った、身体、心、魂（その人の持つ個性や才能）を調えるトリートメントや瞑想などの「療法」を指します。

「気香アロマアナリーゼ」は、精油を陰陽五行と道教の教えに照らし合わせて読み解き、その人自身の心身及び魂の現在の状態から、これから先どのように変化していくのかがわかる分析法です。

そして、**気香療法の中の「気香アロマアナリーゼ」は、精油がどのように自分に働きかけ、気（エネルギー）はどのように流れ、自分がこれからどのような行動、思考をするのか？ということがわかるメソッド**です。

ただし、ここまででおわかりのとおり、完全に「臨床」による検証であって、科学的な根拠やエビデンスのあるものではありません。とはいえ、医療でも治療でもない代替療法である「アロマセラピーとは何か？」ということを考え、人はアロマセラピーに何を求めるのか？また、アロマセラピストは、何を実現する人なのか？を考えると、正義や正解を伝えることがアロマセラピーの役割ではないと思うのです。

「アロマセラピーとは何か？」ということを、ぜひこの本を読み進めながら、考えてもらいたいのです。あなた自身の言葉で「アロマセラピーは何を実現するものなのか？」を語れるようになってください。そのヒントに、本書がお役に立てたら何よりうれしいです。

なお、第4章では気香療法を用いたアロマトリートメントついてもご紹介します。ただ、本書は主に、精油の読み解き方、気香アロマアナリーゼについて解説したいと思います。

気香アロマアナリーゼのセッション体験

気香アロマアナリーゼは、現在の課題や問題に合わせて選んだ精油を、東洋思想をもとにして作られた**気香アロマアナリーゼ図に直感でのせることで、顕在化されている課題だけでなく、その原因を読み解き、これから先どのような道筋で進んでいくのかを分析します。**実践する際には、本書のカバー裏表紙にカラーの同じ図を入れたのでお使いください。

この手法は、東洋思想を用いた精油による心理分析、行動分析を目的とするアロマセラピーで、「気香アロマアナリーゼ」と呼びます。

まずは体験してみてください。そこから理解してもらうことが早いと考えます。巻末の精油データシートを使いながら、次の手順をふみ、ご自身でなさってみてください。

気香アロマアナリーゼの手順

【準備】 巻末資料「精油のデータシート」にある精油12本を用意します。香りは瓶から直接嗅ぐので、そのまま並べてください。香りを嗅ぐときに蓋を外すので、蓋を閉めて並べます。

(1) 現在解決したいと思っている課題を思い浮かべます。 体調、心の問題、人間関係、仕事、どのような課題でもよいです。自分が現在、一番解決したいと考え

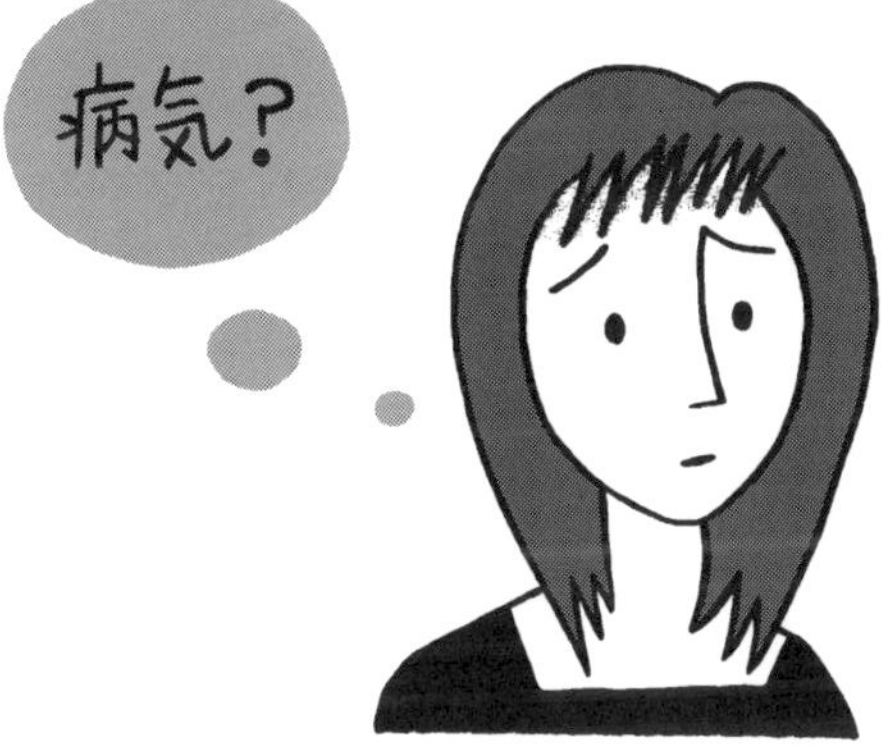

ている課題や問題を思い浮かべてください。

(2) その課題を解決するために必要な精油を3本選びます。精油の選び方は、普段選んでいる方法で構いません。薬理作用や効能で選んでもよいですし、直感的に嗅覚のみで選んでもよいでしょう。

(3) この図は、緑＝春、赤＝夏、白＝秋、紺＝冬、黄色＝季節の合間（土用）を表しています。イラストに芽や、花があるように、植物の様子がその季節のエネルギーの様子を表しています。さらに、夏が頂上、冬が地下という意味もあります。

そのような意味合いを「感覚的に」理解し

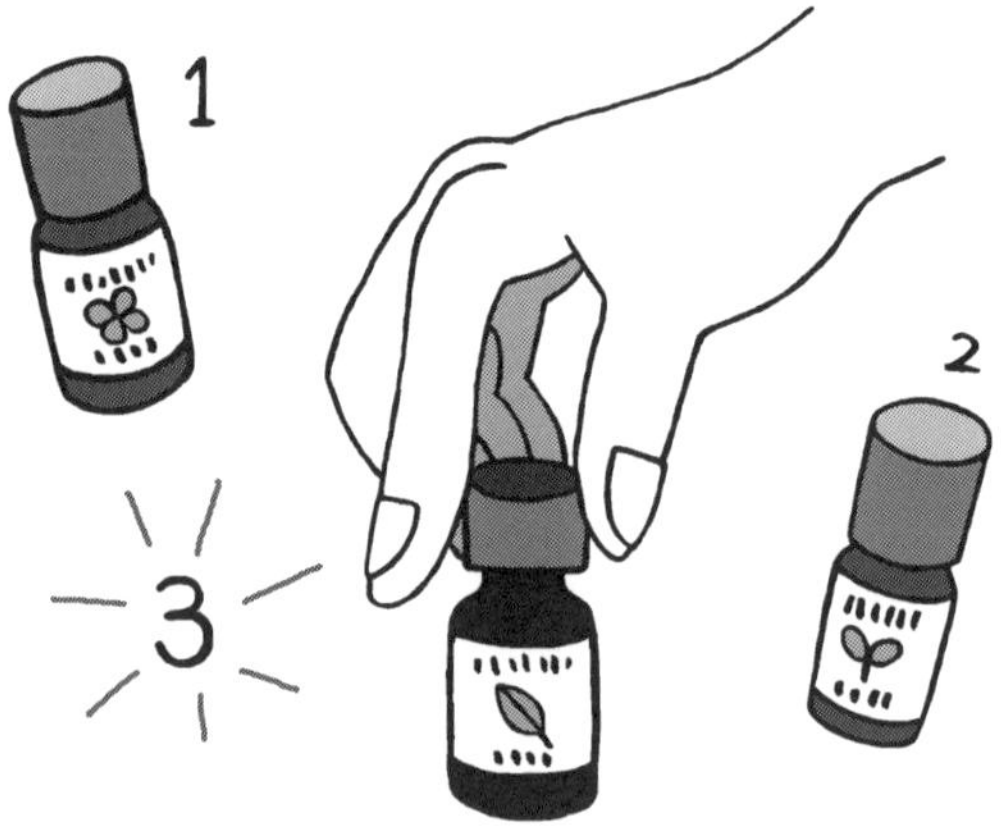

たうえで、**選んだ精油をそれぞれどの場所に合うかを考え、その場所に精油を置きます。**全てバラバラの場所でなければならないことはありません。同じ場所に複数本置いても構いません。

（4）3本の精油が図に配置されたと思います。3本の中で一番気になる精油はどれですか？ **そこから左回りに2本目の精油、3本目の精油となります。**真ん中（黄色）からスタートする場合は、2本目の場所を決めて、そこから左回りになります。

（5）1番目に気になる精油が「現状」です。なぜそこに配置しましたか？ 季節？

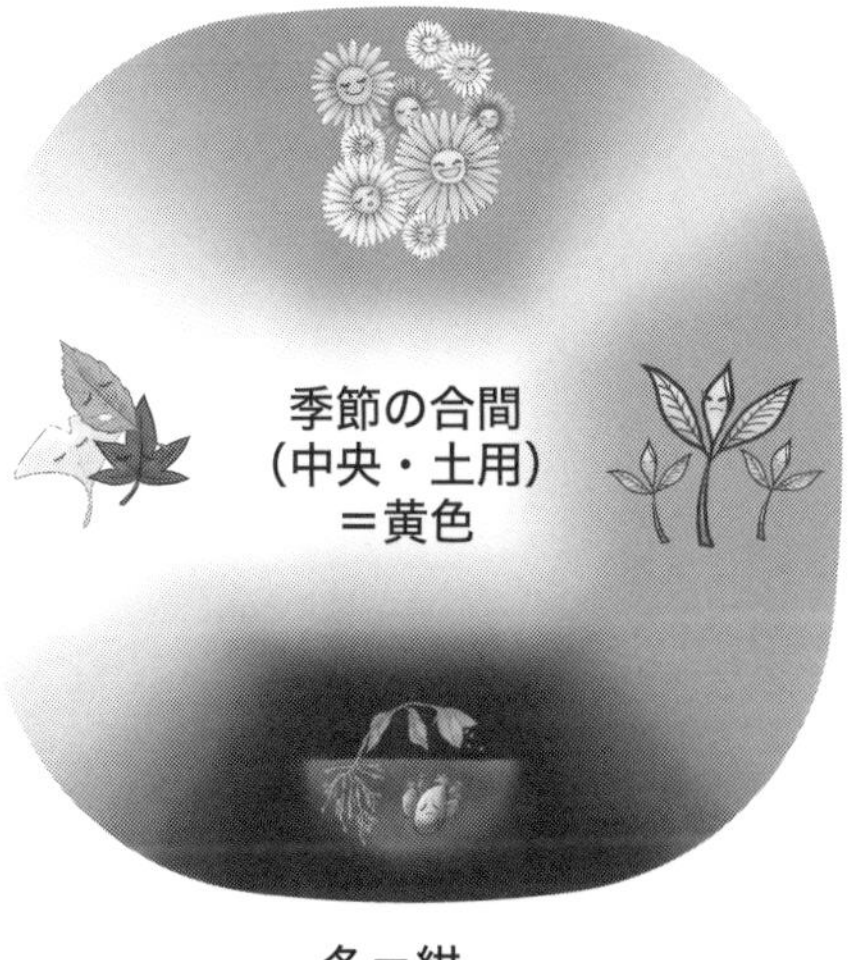

夏＝赤
秋＝白
季節の合間
(中央・土用)
＝黄色
春＝緑
冬＝紺

色？　またエネルギーの方向？　なんとなく……でも、かまいません。現在の状態に置かれた精油のデータシート（巻末資料）を見て、季節やエネルギーと合わせて分析すると、現状がさらに理解できると思います。

(6) 左回りに進んで、2本目の精油を同じように読み解きます。 2番目に気になる精油は「気が調ったあと」、現状が変わる（あるいは調う）と、好きな香りになると考えます。つまり、少し先の状況です。精油のデータシートから何かわかることがあるかもしれません。

(7) 最後の精油は、どこにあるでしょうか？　それが、**結論**です。

[手順]

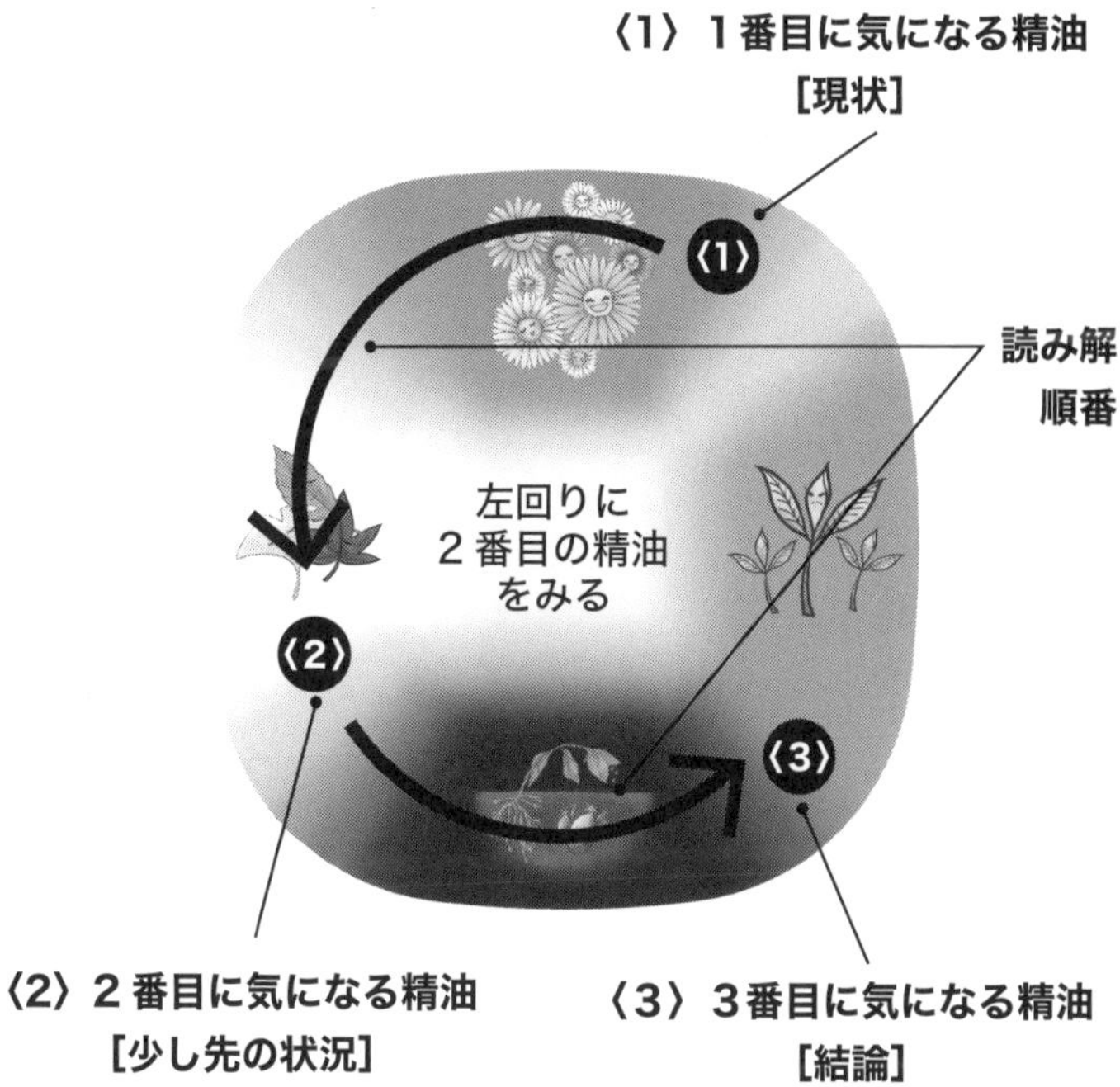
〈1〉 1番目に気になる精油
[現状]
〈1〉
読み解く
順番
左回りに
2 番目の精油
をみる
〈2〉
〈3〉
〈2〉 2 番目に気になる精油
[少し先の状況]
〈3〉 3番目に気になる精油
[結論]

【例1】

1本目が緑色の春に配置され、2本目が白の秋に配置され、3本目が秋と冬の間あたりに配置されました。

その場合、現在は春なので、今から芽吹こうとしています。そして夏を過ぎて、落ち着いた秋を迎え、冬の冬眠や熟成を前にいったん立ち止まろうとしていると読めるかもしれません。

このときに、夏に精油が置かれなかったことにも意味があるかもしれません。夏は最盛期、1番の盛り上がりです。しかし、現時点でそこに関心がないのか、それとも当然の流れで頂上を迎えると思っているのか、ということです。

そして、それぞれ春には何が芽吹くのかというと、精油のデータシート（巻末）を参照していただくとわかります。データシート中「三宝」については、本書後半で説明します。

たとえば、1本目の春にペパーミントを置いたとします。ペパーミントのデータシートで気になったワードは、交流やコミュニケーション。だとすると、これから交友関係を広げたり、SNSなどで認知を広げたりしようと考えているのでしょうか。

そして2本目を見ると、落ち着いた秋です。ボトルを見ると、フランキンセンスでした。データシートには、「俯瞰《ふかん》で見る」というワードがあります。広げた交友関係、SNSの結果を俯瞰で見て取捨選択をしようとするのかもしれません。

3本目は秋と冬の間、冬の冬眠や熟成の前に、パチュリを選んだなら、データシートの魂と肉体の統一というワードが気になります。ということは、やりたいこととやっていることが一致してくるのかな？ と読み解くこともできるでしょう。

［配置の例1］

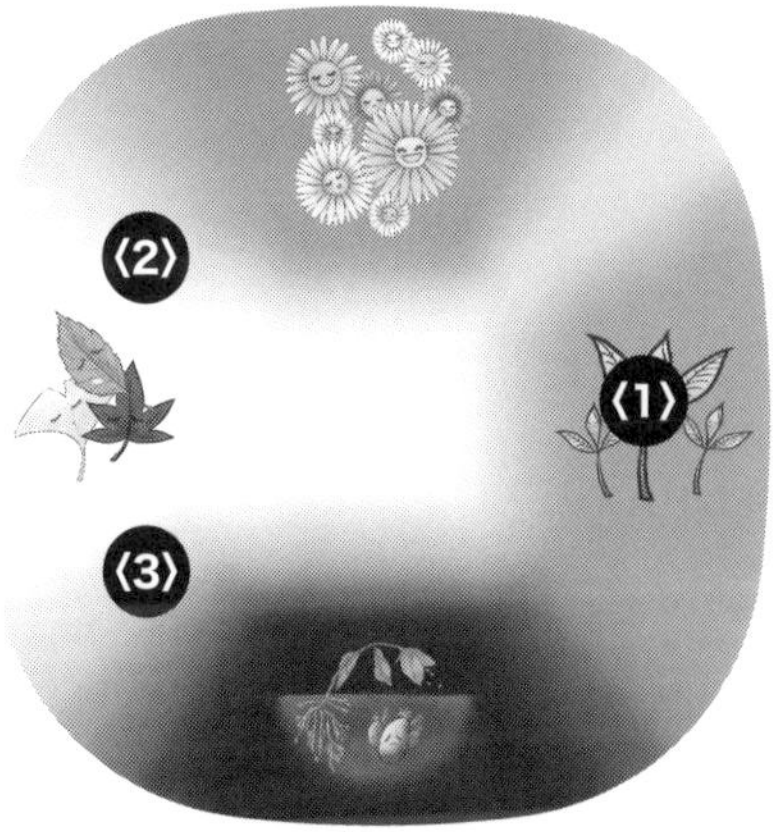

〈1〉ペパーミント 〈2〉フランキンセンス 〈3〉パチュリ

【土用（黄色）に配置された精油がある場合】

3本のうち1本以上の精油が黄色に配置された場合は、2番目に気になる精油を選び、その順番で読み解きます。

1番好きな精油が黄色→2番目に好きな精油が紺→3番目に好きな精油が緑　のように配置すると、土用→冬→春　となります。

この場合注意が必要なことがあります。

1番好きな精油が黄色→2番目に好きな精油が紺→3番目に好きな精油が白

土用がスタートですが、秋と冬では、秋のほうが季節は先なので、つい　土用→秋→冬としてしまいそうですが、**選んだ順番に見ていくことが鉄則**です。したがって、この場合は土用→冬→（春はなし）→（夏はなし）→秋と季節を移動したと考えます。

2番目あるいは3番目に選んだ精油を黄色（土用）に配置した場合は、その前の季節と次の季節の間になると考えます。

たとえば、春→土用→夏　という順に配置したとすると、土用は春と夏の間となります。

しかし、春→土用→秋　とした場合には、春と秋の間ですが、夏ではありません。春と夏の間の季節か、夏と秋の間の季節となります。どちらにするというルールはありませんので、どちらかはご自分で直感的に決めてください。

実践してみていかがでしたか？「よくわからない」という感想を持たれた方も多いかと思います。

最初ですので当然です。しかし、なんとなくおもしろそうかも、という期待は持たれたのではないでしょうか？

アロマセラピーは、精油の効能を身体や心に受動的に働かせるもの、という概念を打ち破り、**精油によって自分のこれからを読み解き、自らが自分の人生や生き方に能動的に働きかけるための指針として精油を活用する新しいアロマセラピー。**

それが、気香療法の「気香アロマアナリーゼ」です。

この本を読み進めることで、その読み解き方はもちろんですが、なぜそのように読み解くことができるのかということも、理解できるようになります。

陰陽五行のエッセンスがつまった気香アロマアナリーゼ図

気香アロマアナリーゼは、東洋思想といわれる陰陽五行説を元に作られています。陰陽五行という言葉を聞いたことのある人は多いと思いますが、シンプルがゆえに奥が深く、理解が難しいといわれています。

すべての**自然現象を、木、火、土、金、水の5つの要素で表す「五行観」**は、自然療法の1つであるアロマセラピーなどの代替療法とは、非常に親和性が高く、アロマセラピーだけでなく、さまざまな療法と融合されています。

東洋思想の教えは、皆さんにもきっとお役に立つと思いますので、第5章に詳しくまとめました。

先に紹介した「気香アロマアナリーゼ図」は、五行といわれる**自然界の五要素「木・火・土・金・水」**をイラスト化しています。

通常、木・火・土・金・水というと、下のような相関図が描かれます。それぞれの関係が、相手を活かしたり、殺したりするということで、相生《そうしょう》図とか相剋《そうこく》図といわれます。

しかし、気香アロマアナリーゼでは、この図ではなく「土」が中央にある「土王図（土央図）」という構図を使います（次ページ）。

その理由は、2つあります。1つは並び方が季節の流れに沿っているので、エネルギーの流れを読むことが容易であること。もう1つは、人間の臓器も示しているので、アロマトリートメントに応用しやすいということです。

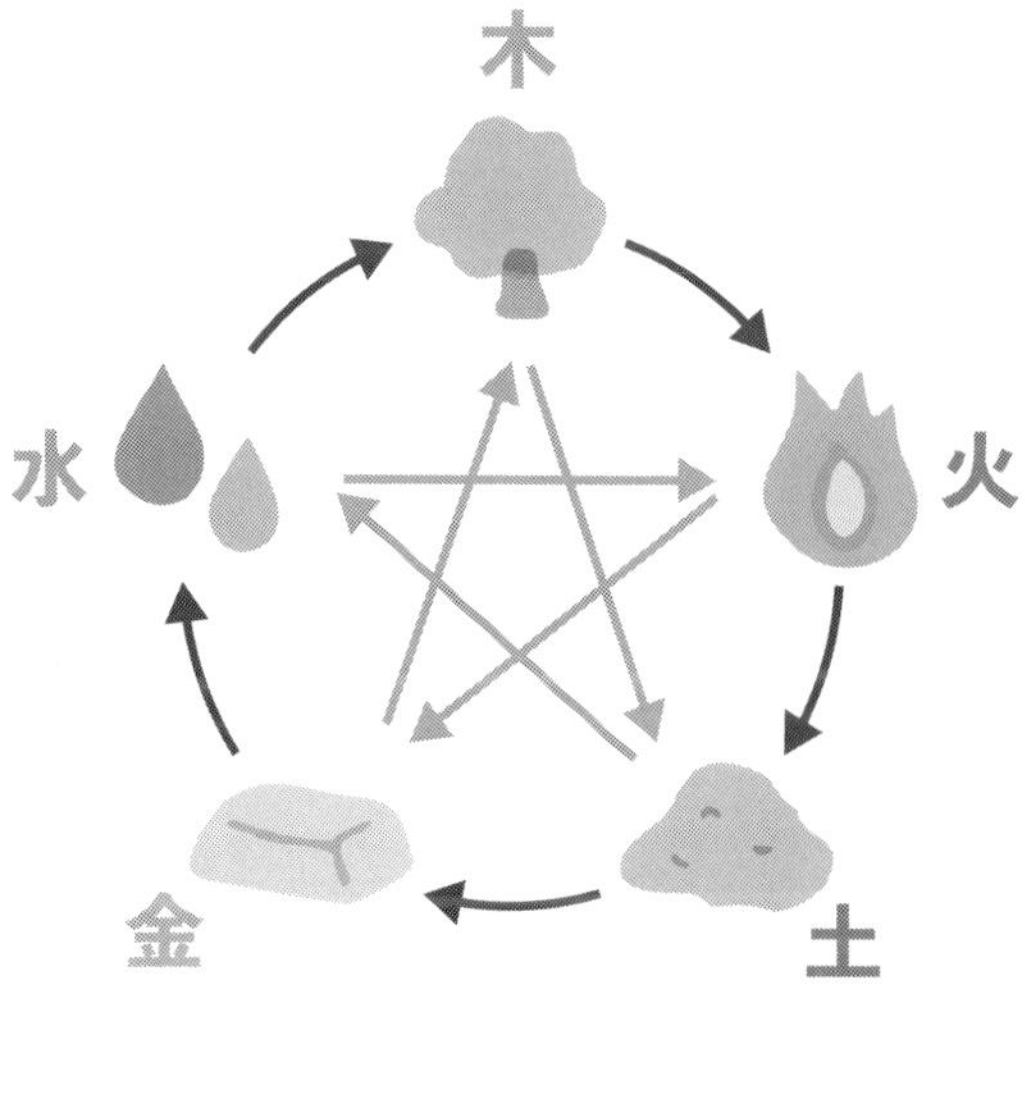

[土央図]

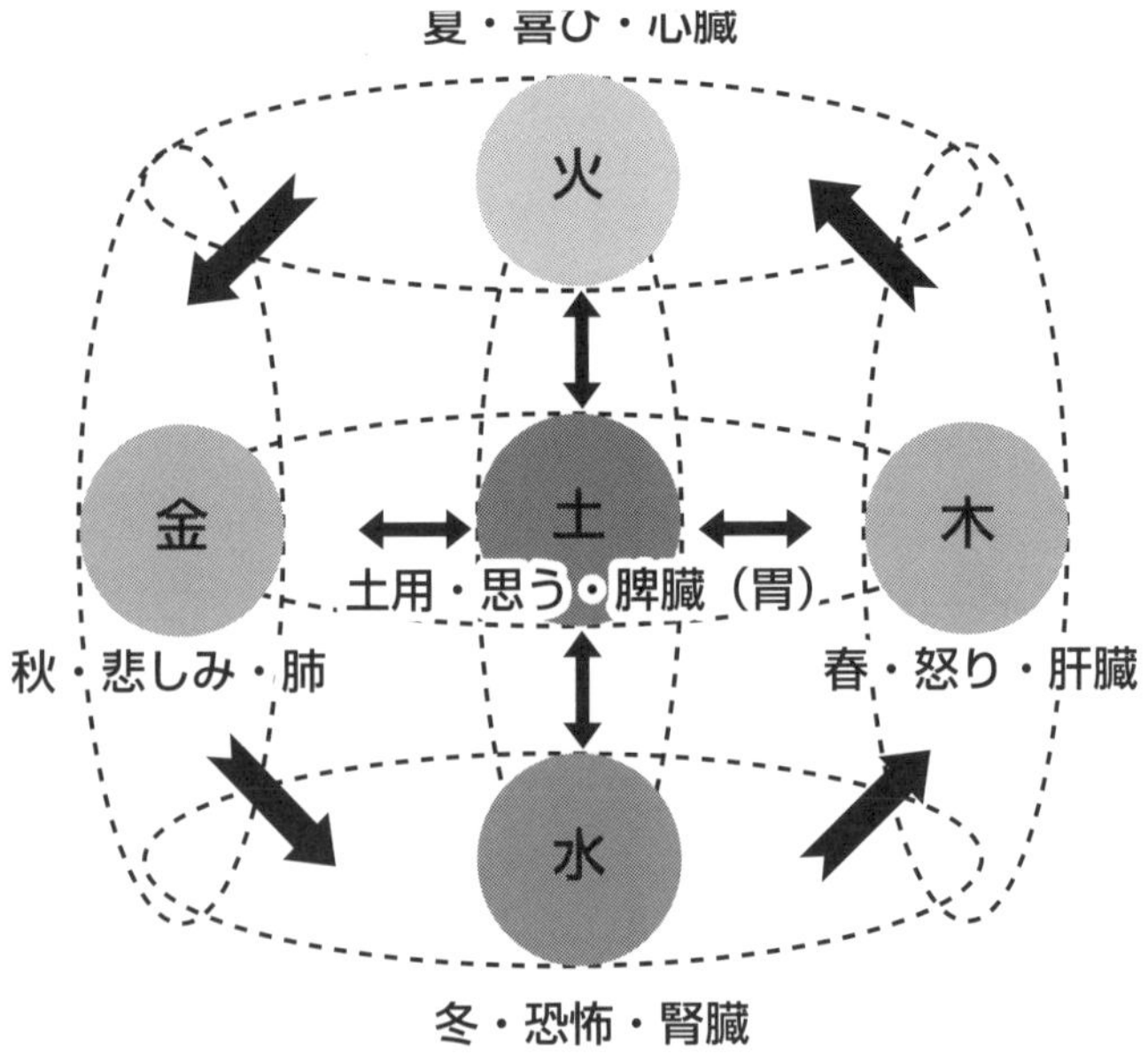
夏・喜び・心臓
火
金
土
木
土用・思う・脾臓（胃）
秋・悲しみ・肺
春・怒り・肝臓
水
冬・恐怖・腎臓

アロマセラピーのセッションで活用

拙著『香りの心理分析 アロマアナリーゼ』では、アロマセラピーのセッション（カウンセリング）法をお伝えしました。この方法はアロマトリートメントの際の精油選びにも応用できるのですが、実際のセッションに1時間くらい要してしまうため、長時間のコース以外での活用が難しいという声をいただいていました。

そこでもっとシンプルに、しかしアロマアナリーゼと同様にクライアントの心理分析、行動分析ができる方法として確立したのが、気香アロマアナリーゼです。

この方法は、精油を選んで配置し、それを読み解くだけなので、**10分～20分程度でクライアントの分析ができます**。その日のアロマトリートメントに使う精油から、**今日のトリートメントの目的がより明確になる**ので、クライアントの満足度が上がることは間違いありません。また、トリートメント後のアフターカウンセリングで、**「答え合わせ」**

として、気香アロマアナリーゼを行う卒業生もいます。こちらの場合も喜ばれているそうです。

心理分析法であるアロマアナリーゼは、**クライアントの潜在意識を「クライアント自身の言葉」で語ることに意味がある**ので、心理セッションとして非常にインパクトがあります。使い分けることで、クライアント満足度もが上がるのではないでしょうか？

このように活用の場を想定して、クライアントがアロマセラピーや東洋思想を知らなくても直感的に活用できるようにと、イラストレーターのわたゆきさんにお願いして作ってもらったものが、オリジナルの「気香アロマアナリーゼ図」となります。

改めてこのイラストの説明をします。

それぞれの要素には、次のような意味があり、それをわかりやすく色と植物の様子をイラストにしています（図はカバーの裏表紙を参照）。

・木（もく）の意味

色＝みどり（あお） 季節＝春 植物＝発芽 臓器＝肝臓 感情＝怒り
意味＝成長 発展 エネルギー方向＝上昇

・火（か）の意味

色＝あか 季節＝夏 植物＝開花 臓器＝心臓 感情＝喜び
意味＝炎上・情熱 エネルギー方向＝発散

・金（きん・ごん）の意味

色＝しろ 季節＝秋 植物＝落葉 臓器＝肺 感情＝悲しみ
意味＝支配・変革 エネルギー方向＝沈静

・水（すい）の意味

色＝くろ（濃紺） 季節＝冬 植物＝種子 臓器＝腎臓 感情＝恐怖
意味＝潤下・寒涼 エネルギー方向＝凝集

・土（ど）の意味

色＝黄　季節＝土用（季節の合間）　植物＝収穫　臓器＝脾臓（消化器）　感情＝思う

意味＝受容・生成　エネルギー方向＝停止

次に、この図に精油を配置する場合の「場所」の選び方を説明します。

◆色で選ぶ

香りを色で表すことは、案外無意識に誰もがやっていることです。ペパーミントを嗅いだとき、寒色か暖色かと聞かれれば、多くの人が「寒色」と答えると思います。そして寒色の中では、青系ですか？　緑系ですか？　と重ねて聞くことで、イメージを広げやすくなります。

そのため、ほとんどの人が精油を色で分類できます。

精油に慣れていない人や、気香アロマアナリーゼを初めて体験する人は、まずは色で精油の配置を決めることをおすすめします。

◆季節で選ぶ

精油のイメージをもう少し広げることができそうな人であれば、この精油の季節を聞いてみてください。

サンダルウッドの季節はいつですか？ と聞いてみると、「冬っぽい」などと、その人の感覚で答えてもらえます。もちろん、正解はありませんので、「初夏のイメージ」と答える人もいるでしょう。いずれの場合も、その人がそう思うのであれば、それでよいのです。

季節に合わせて、精油を配置してください。

ただ、これまでの経験上、「土用」と答える人は皆無です。「春と夏の間」とか、「初冬」といった表現をされます。その場合、黄色のエリアではなく、季節の間に配置しますが、土用（黄色）のことですので、分析の際にはそのことを念頭に入れておいてください。

◆植物の状態（発芽・開花・落葉・種子）で選ぶ

アロマセラピーに詳しい人や、精油が好きな人は、精油の採油部位を理解している人もいます。「ペパーミントは葉っぱの精油だから『春』かな」とか、「コリアンダーは種子の精油だから『水』ですね」と分類されることがあります。

また、採油部位とは関係なく「ミルラは、なんとなく落葉っぽいから秋にします」と、印象で配置する人もいます。どちらでも構いません。

◆それ以外の視点

アロマセラピーや東洋思想に詳しい人は、「この精油は腎臓強壮作用があるから『水』です」とか、「イランイランは情熱的なので『夏』にします」といったように、ご自身の中の配置ルールを持っている人もいます。

繰り返しますが、この配置は正解を当てるものではなく、クライアントが「そこだ！」と思った場所に意味があります。どのような理由であれ、クライアントが納得して「この場所」と決めたその配置こそ、気香療法では重要な意味があるのです。

それぞれの場所の意味についてクライアントが細かく知っておく必要はありません。聞かれればお答えしても構いませんが、それにとらわれるよりも、**直感や印象で精油を配置してもらったほうが、クライアントにとっても納得する分析結果になります。**

第1章の気づきと発見のヒント

□目に見えないけれど確かに「気」は存在する
□香りを使って気功のエネルギーを感じる
□「気」を香りとともに体感する
□気が調うと香りの好みが変わる
□気香アロマアナリーゼのセッションを体験してみる
□気香アロマアナリーゼの手順を知る
□気香アロマアナリーゼ図には陰陽五行のエッセンスが詰まっている
□アロマセラピーのセッションで活用してみる

第2章

気香アロマアナリーゼの誕生

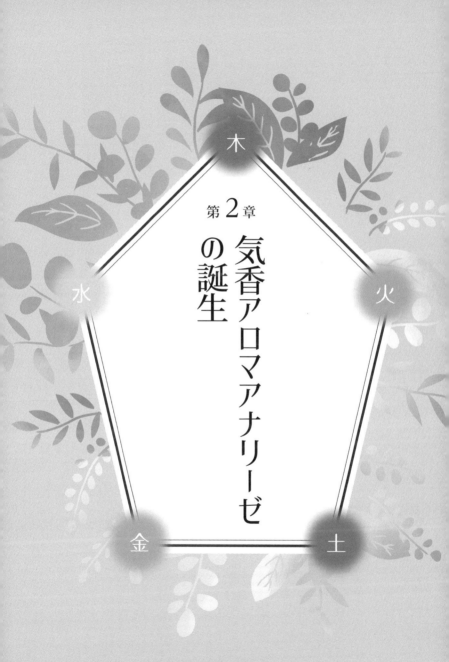

アロマセラピーと東洋思想

アロマセラピーは、精油という植物の芳香成分を使って心や身体を調え、健やかに生活することを目指すための療法です。

もともとは、フランスのルネ・モーリスガットフォセという化学者が、自分の火傷をラベンダーオイルを塗って治したことから始まったのですが、その後、マルグリッド・モーリーという女性（医師）がイギリスに紹介し、美容とリラクゼーションに応用することを提唱しました。

したがって、アロマセラピーは、ヨーロッパに古くから伝わる「ハーブ療法」の1つであり、ヨーロッパの思想やギリシア神話などとも関連づけられることも多いのです。

一方、ここでいう東洋思想の陰陽五行説は、紀元前770年頃～紀元前200年頃の中国春秋時代に生まれた、陰陽説、五行説が合わさり、陰陽五行説と呼ばれるようになりました。**陰陽説**自体は、紀元前2000年頃から使われていたといわれています。**自然界のあらゆることには「陰」と「陽」の二つの気があり、この二つの気の消長によって変化、変容が起こる**という考え方です。

光と影、男と女、夏と冬のように、相反するものが相互に作用することで存在するものを、陰陽の関係といいます。中国では、陰陽を知ることで気象の予測や自然災害の防止などに役立てたと言われており、さらには未来を読む占術としても活用されてきました。

京都にある安倍晴明神社に祀られる安倍晴明は、「陰陽師《おんみょうじ》」と呼ばれ、朝廷に仕える、今でいう占い師でした。陰陽説、陰陽道は日本でも古くから政治と関わってきている思想です。

五行思想は、それよりも新しいのですが、**万物は木、火、土、金、水の五元素からなり、それらが相互に影響しあい、循環することで成立するという自然哲学**です。自然界だけでなく、体内にも五行があり、色にも五行があり、感情にも五行があります。これらは単独で存在するのではなく、それぞれが関連し合い、バランスを保ちながら循環することが健全であるという考え方は、健康だけでなく自然からも理解することができます。

世界中にある「世界を作っているもの」の考え方

このように世界の成り立ちを、元素、要素に分類して理解しようとする思想は、珍しいものではなく、西洋医学の元となった「ヒポクラテスの四体液説（多血質、黄胆汁質、黒胆汁質、粘液質）」、アリストテレスの「四元素思想（火、空気、水、土）」、古代ギリシャの「四大元素説（風、土、水、火）」、アーユル・ヴェーダの「3ドーシャ（ピッタ、ヴァータ、カパ）」などがあります。

当時の人たちは、洋の東西を問わず「何が起こっているのか？」を根源的に理解し、根本を改善することで、現在だけでなく、将来もできるだけ安心して過ごしたいという思考があったのだろうと想像します。

その中でも、五行説は要素を5つに分類していることで、他の分類方法よりも詳しくなると考えられています。さらに陰陽説が加わることで、五行の木の陽（甲）陰（乙）、火の陽

（丙）陰（丁）、土の陽（戊）陰（己）、金の陽（庚）陰（辛）、水の陽（壬）陰（癸）とさらに細かく分類され、より精緻な予測と解決ができると考えられたのです。

アロマセラピーは化学と科学によって裏づけされた利用法から世界に広がり、現在では臨床経験から活用範囲が広がっています。そして、アロマセラピーは、見えている不調や出てきている症状に対して対処することを目的に、使われることが多かったと思われます。

一方、東洋思想である陰陽五行説は、**問題の根元へのアプローチ**を重んじており、現状だけでなくこの先も困らないような解決方法を考えることが目的です。

この二つの視点で精油を取り上げてみると、**現状の問題を解決するための「化学物質」**という面と、それぞれの植物の特性である陰陽五行を持ち、**現状から未来への循環と安定を作る「自然由来物質」**であるとも見られるのです。

この両面を理解し、うまく応用することで、アロマセラピーの活用範囲も広がり、これまでアロマセラピーを届けることができなかった人たちにも、必要性を訴えることができるのではないかと考えています。

精油を五行に分類すると……

木火土金水の説明のとおり、これらの要素によって精油を分類することがあります。

たとえば、ラベンダー・アングスティフォリアは、鎮静作用、リラックス作用があるので、沈静（鎮静）の「金」とします。ローズマリーは、強壮作用、免疫調整作用があるので、上昇エネルギーの「木」、サンダルウッドは、心臓強壮作用があるので、心臓の「火」に分類します。レモンは、消化促進作用があるから、消化器の「土」に分類、ジュニパーベリーは、黒い実から採油するから、黒の「水」に分類します。

このような分類は、最近の精油事典には記載されているケースが増えました。ところが、生徒さんからご質問をいただくことがあります。

「あの本には、『木』と書いてあったのですが、こちらの本では、『火』と『土』と書いてあります。どちらが正しいですか？」。

書籍によって分類が違うのです。これは間違いではなく、どちらも正解ですし、視点によって違うということなのです。

私たち一人一人に五行（木、火、土、金、水）＝（肝臓、心臓、消化器、肺、腎臓）がすべて備わっているように、植物にもすべてが備わっています。ただ、人間がその植物を活用するとき、どの面を重用すると便利なのかということで、便宜的に分類されているだけだと考えてください。

したがって、**どの精油にも五行の要素すべてがあります。**ただし、私たちがそうであるように、心臓が強い人や胃腸が弱い人のような個性があります。精油の得意分野とはそういうことです。

たとえば、具体的に3つの精油をあげ、さまざまな切り口から精油を五行で評価してみましょう。

・レモン

木＝春のさわやかさ、若々しい無邪気さがある

火＝夏にぴったりの清涼感
土＝食欲を増進させるリモネン
金＝抗菌作用による空気浄化で呼吸器ケア
水＝不安な気持ちを明るくしてくれる

・パチュリ
木＝怒りの感情を抑える
火＝催淫作用は喜びを満たす
土＝食欲を調整する
金＝悲しみを癒す
水＝静かに落ち着かせる

・ネロリ
木＝春に咲く花
火＝情熱や多幸感を呼ぶ

土＝包容力
金＝白い花
水＝不安や恐怖を和らげる

精油それぞれが五行に沿った特徴をもっています。

ただ、特徴が強く現れるもの、弱いものもあります。いずれの場合も間違いではありませんし、そのような期待を持って使うことができます。

巻末の精油データシートでは、それぞれの精油の五行性を書き出していますが、これは私の目で見たときの五行性です。したがって、ご紹介したキーワードの中には、ピンとこないもの、違和感のあるものが示されているかもしれません。そのときはそれぞれご自分の感覚や経験で、五行性を書き換えていってください。このほかに感じることを加えていってもよいでしょう。このデータが充実すれば充実するほど、あなたのアロマセラピーは気香アロマアナリーゼにだけでなく、幅広く、さまざまなケースで使えるようになります。

精油が持つ影と光

東洋思想は、「陰陽五行」といわれます。五つの要素の前に「陰陽」という考え方があります。文字どおり影と光、ネガティブとポジティブです。

ネガティブはダメで、ポジティブがよいものというわけではありません。**陰陽は、表裏一体で、どちらかが欠けると、両方が存在し得えません。**光と影の関係を見ると、よくわかると思います。光の存在は影があるから「光」だと認識されます。また、影は光がなければ浮かび上がりません。お互いにとって大事な要素なのです。

そして、影と光は、月と太陽と表現されることも多いように、どちらかが消えるとどちらかが現れるので、**「陰極まれば陽に転ず。陽極まれば陰に転ず」**と表現されます。つまり月の時間が「極まる＝十分に味わえ」ば太陽の時間がやってくる。太陽の時間が極まれば、月の時間がやってくるということです。これは、このようにも言い換えられます。「月

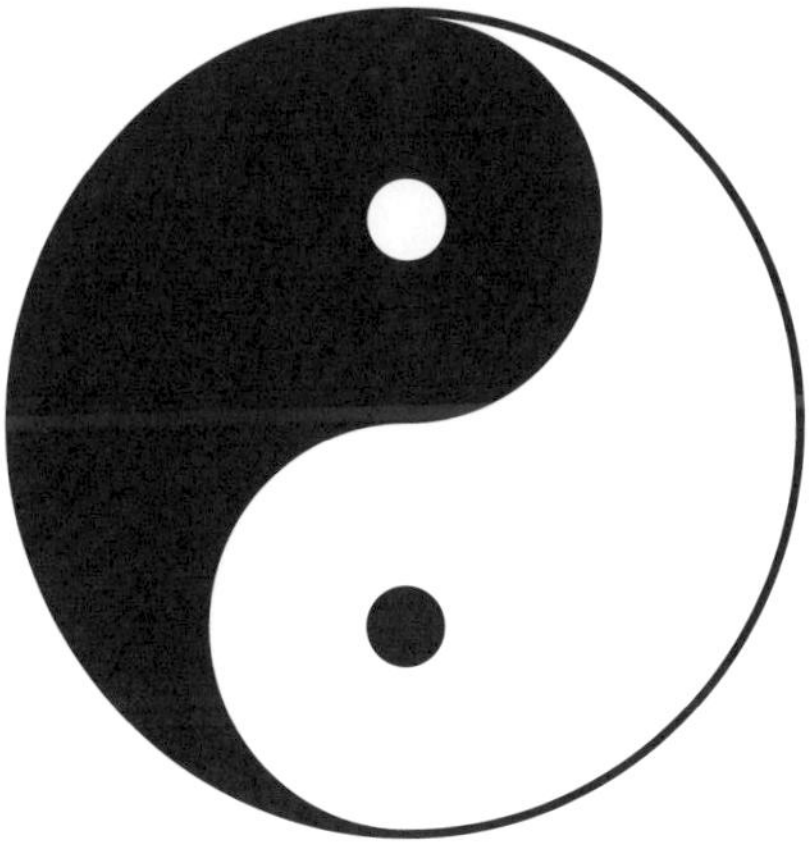

[陰陽の例]

陰	月	夜	女	心	遠心性
陽	太陽	昼	男	身体	求心性

の時間が十分に極まらなければ、太陽の時間はやってこない」と。

しかし、日中の空にも月が見えるときがあります。このように陽の中にも陰が存在することがあります。それを表しているのが太極図といわれる、陰陽を表した図です（前ページ）。太極図は白と黒が分かれており、白が陽、黒が陰を表していますが、白の中に黒丸（●）があり、黒の中に白丸（○）があるのは、陽の中にも陰があり、陰の中にも陽があるということを表しています。日中の月がそれです。

太極図の興味深いところは、境界線が曲線で描かれている点です。これは、陰陽とはハッキリと区別がつくものではないということです。たとえば、夕方の陽が沈む前の黄昏時《たそがれどき》や、月が沈み、太陽が出てこようとしている明け方といわれる時間は、陰なのか？　陽なのか？

これは、決まりがあるわけではありません。

そのときどきによって、その人の判断で決められます。

精油にも陰と陽があります。精油が持つ二面性でもありますが、精油は私たちの陽を補っているのでしょうか？　陰を補っているのでしょうか？

この場合、**精油は具体的な薬理作用だけでなく、「エネルギー」を補うもの**という視点で見ます。陽のエネルギーを補うのか、陰のエネルギーを補うのか、という視点です。陽を補う精油であれば、57ページの表の「男性性」「身体」を補うということで、行動力や実行力などを補います。陰を補う精油であれば、「女性性」「心」を補うということで、穏やかさや休息などを補います。

もちろん、それぞれの精油の本来持つ作用が大きく関係しますので、精油の作用と合わせて理解することが大事になります。

あるクライアントから「忙しくて休みたいと思いながら、なかなか休めない」とご相談をいただきましたが、選ばれた精油を見ると、陽を補う精油ばかり。

「本当に休みたいですか?」と、聞いてしまいました。クライアントさんは、ちょっと驚かれたような表情をしたあとに、苦笑いをして「いえ、実は楽しいんです。めちゃくちゃ忙しくて、疲れているとは思うのですが、休みたいとは思っていないんです」と打ち明けてくれました。

もう少し頑張りたいという潜在意識が、「行動力を補う」陽の精油を選んでいたのでしょう。今は少し頑張って、疲れたらまたサロンへいらしてくださいい、とお伝えしました。

精油の陰陽の働きについては4つのパターンがあります。

(1) 陰を補うことで「陰」の働きを助ける→陰
(2) 陰を補うことで、陰が極まり、陽に転ずることを期待する→陽
(3) 陽を補うことで「陽」の活性化を期待する→陽
(4) 陽を補うことで、陽が極まり、陰に転ずることを期待する→陰

私たちのエネルギーは常に動いています。その動きが停滞したり、本来の軌道から外れてしまったりすると不調を感じます。スムーズで心地よいエネルギーの流れを取り戻すことが、精油の役割となります。

そのため、現状の動きにもう少しエネルギーを足して、本来の動きに戻したいというパターン（1）、（3）。あるいは、エネルギーをプラスすることで十分に極まり、陰陽が逆転する（2）、（4）のパターンがあるということです。

[陰]

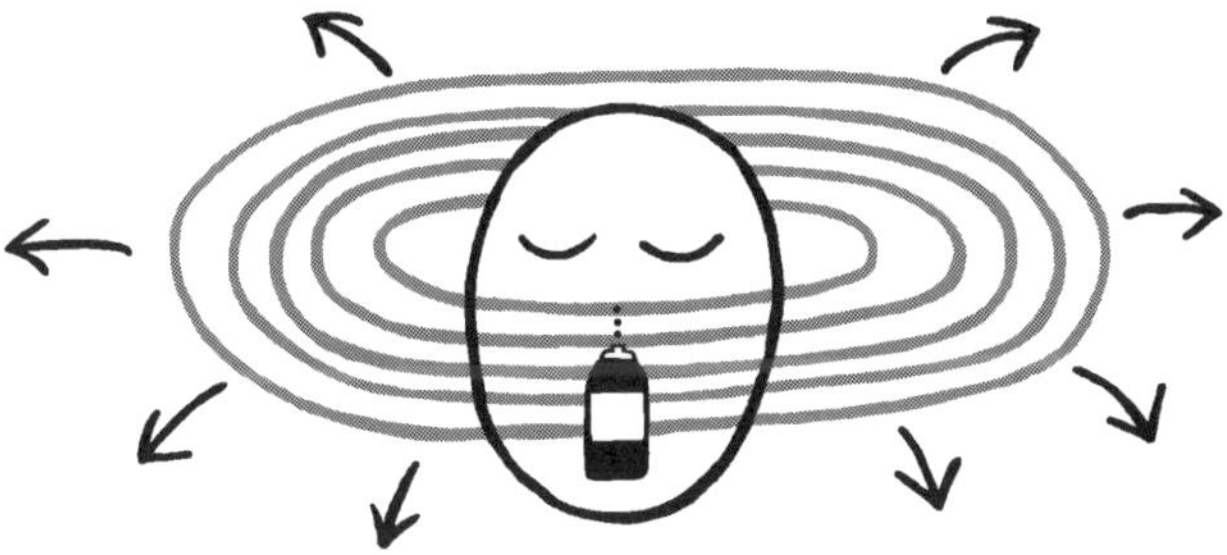

[陽]

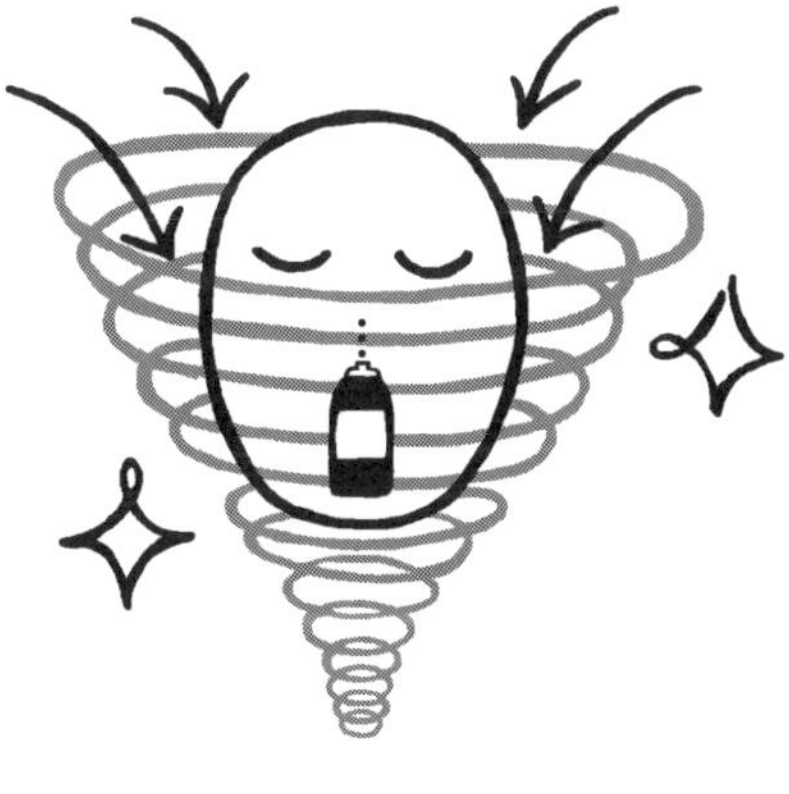

例にあげたクライアントは3のパターンであるということです。

この精油が陰を補うのか、陽を補うのかということは、**嗅いだときの印象**で決めます（61ページ）。

嗅いだときに香りが広がる印象の場合、拡散のエネルギーは「陰」。

嗅いだときに香りがしみ込む印象の場合、集中するエネルギーは「陽」です。

陰陽のエネルギーの方向については、第5章で詳しく説明しますが、この章ではこのことを理解しておいてください。

好きな香りからわかること

アロマセラピーの最大の魅力は「香り」を使うことです。香りを使うセラピーはアロマセラピー以外にはありません。よい香り、気になる香り、よくわからない香り、苦手な香り、嫌いな香りなど、アロマセラピーで使う精油には、さまざまな香りの印象があります。

通常、アロマセラピーは、精油を選ぶことから始まります。精油の選び方は人それぞれで、現在の自分の不調症状や不調箇所に合わせる場合、芳香成分や臨床例から選ぶ場合もあります。また、自分をリフレッシュ、リラックスさせてくれる「お気に入り」の精油を選ぶこともあります。

しかし私は、いつでもどのような場合も、そのときの「**好きな香り**」を選ぶことにしています。好きな香りといっても「お気に入り」の香りではなく、**今日、このときに「好き」**

とか「気になる」と思える香りのことを指しています。

私たちの嗅覚は、ほんの少しの体調の変化も反映させます。今はそのようなことはないようですが、一昔前は女性が調香師になれなかったと聞いたことがあります。女性は月経があり、その周期に合わせて嗅覚が変わってしまうため、香りの評価が一定しないという理由だったそうです。つまり、それくらい私たちの嗅覚は体調や心の状態から影響を受けます。このことからもいえるように、「好きな香り」「気になる香り」は、今の体調や心の状態を反映させているということです。

嗅覚と脳のしくみ

五感と呼ばれる感覚には、味覚、触覚、視覚、聴覚、嗅覚があり、嗅覚だけが爬虫類脳と呼ばれる「大脳辺縁系」に直結しています。大脳辺縁系は原始的な脳で、子孫を残すこと、生き残ることを絶対として、私たちの生命を守ってくれています。つまり、「生き残ること」を選択するための脳なのです。

「直感的に危ないと思った！」というような感覚が働いて、危機を逃れることができたという経験談を持つ人は、この大脳辺縁系のおかげで助かったのかもしれません。また、生きるか死ぬかのようなギリギリの判断だけでなく、快不快を判断するのも大脳辺縁系です。

ストレスに対する反応も大脳辺縁系が担っていて、不快だ！と思えば、何らかのアラート（警告）を発しているのです。しかし、私たち人間には、大脳辺縁系を覆う「大脳新皮質」

という脳があり、知性や理性によって本能を抑制することができます。「満員電車は不快だ！」と、本能がアラートを出したとしても、「会社に行こうと思うなら電車に乗る以外の手段はないし、みんなそうしているし、昨日も満員電車に乗ったけど何事もなかった。だから我慢できないはずはない」と、理性が説得してしまいます。

それが毎朝繰り返されていたとしたら、きっと大脳辺縁系はアラートを出さなくなるでしょう。そのような状態が続くとどうなるのか、想像できますか？　危険信号を出すことをあきらめ、危機感というスイッチを切ってしまいます。

それは、ある種の「鈍感」を作っていると考えます。そのようにして私たちの心は病んでいくのかもしれません。

人間に備わる理性や知性は、素晴らしいものではありますが、時として自分を傷つけていることがあるかもしれません。本能の声に従うべきときもあるのではないかというのが、私がアロマセラピーをすすめる一番の理由です。

嗅覚とは、本能と直結する「大脳辺縁系」とダイレクトにつながっている感覚器であるとわかれば、嗅覚の持つ重要性をご理解いただけるかと思います。

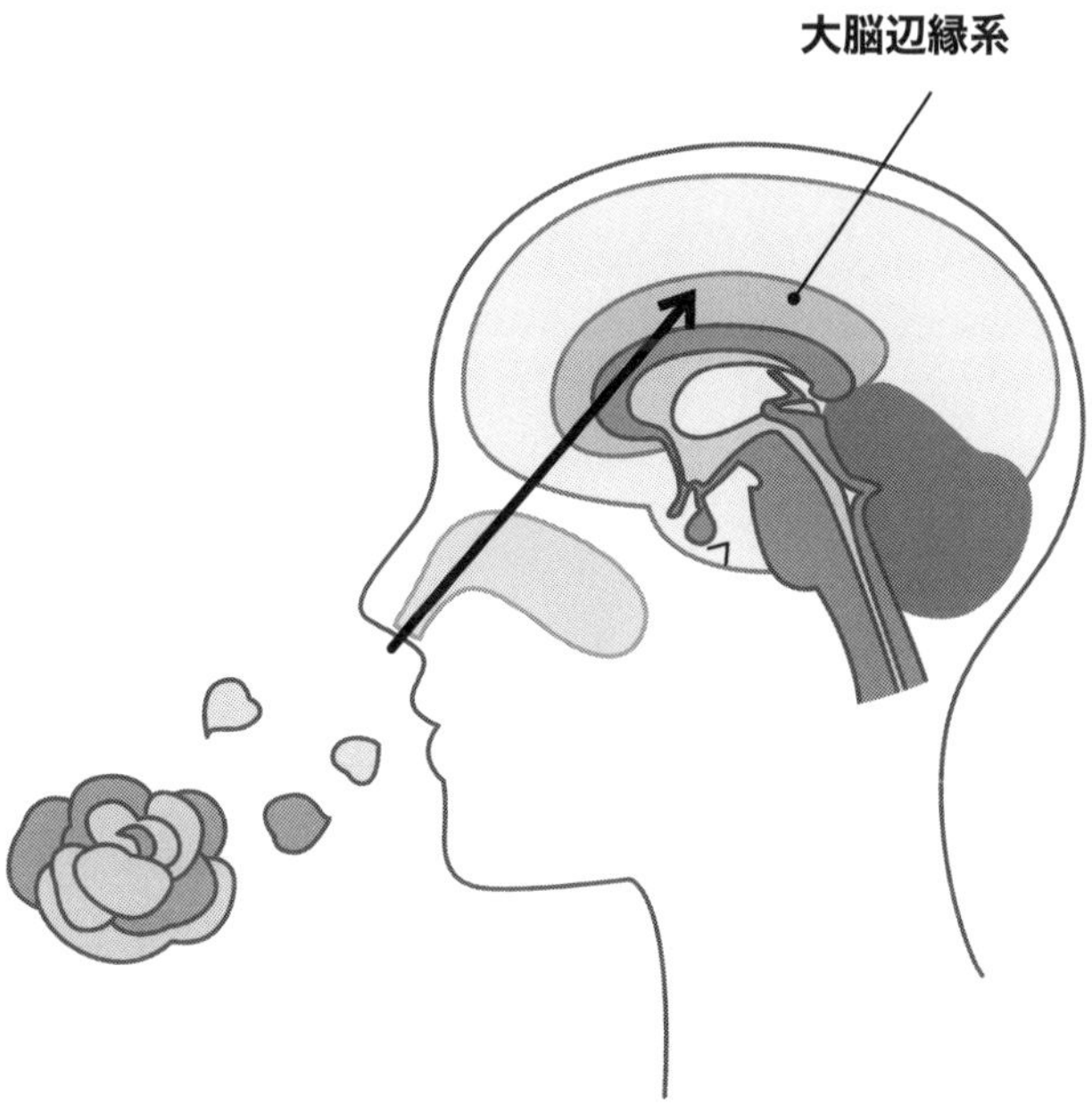

嗅覚による刺激は大脳辺縁系に直接作用する。

原始的な感覚にこそ本質がある

ちなみに大脳辺縁系は「嗅脳」とも呼ばれます。私たちは、香りに対していちいち考えなくても、それが自分に必要か不要かを判断することができます。それがたとえ、初めて嗅ぐ香りであってもです。

たとえば、冷蔵庫を開けたら1週間前が消費期限の牛乳が出てきました。さぁ、どうしますか？　匂いを嗅ぐ。これが本能の行動です。匂いを嗅いで身体に影響がないかどうかを確かめて、ダメだと思えば捨てます。大丈夫と思えば飲みます（そうはいっても、消費期限切れの牛乳は飲まないほうがいいでしょう）。

このように、**嗅覚は私たちの命を守ってくれている**のです。

しかも、この**反応は０．２秒で起こす**といわれています。瞬時です。

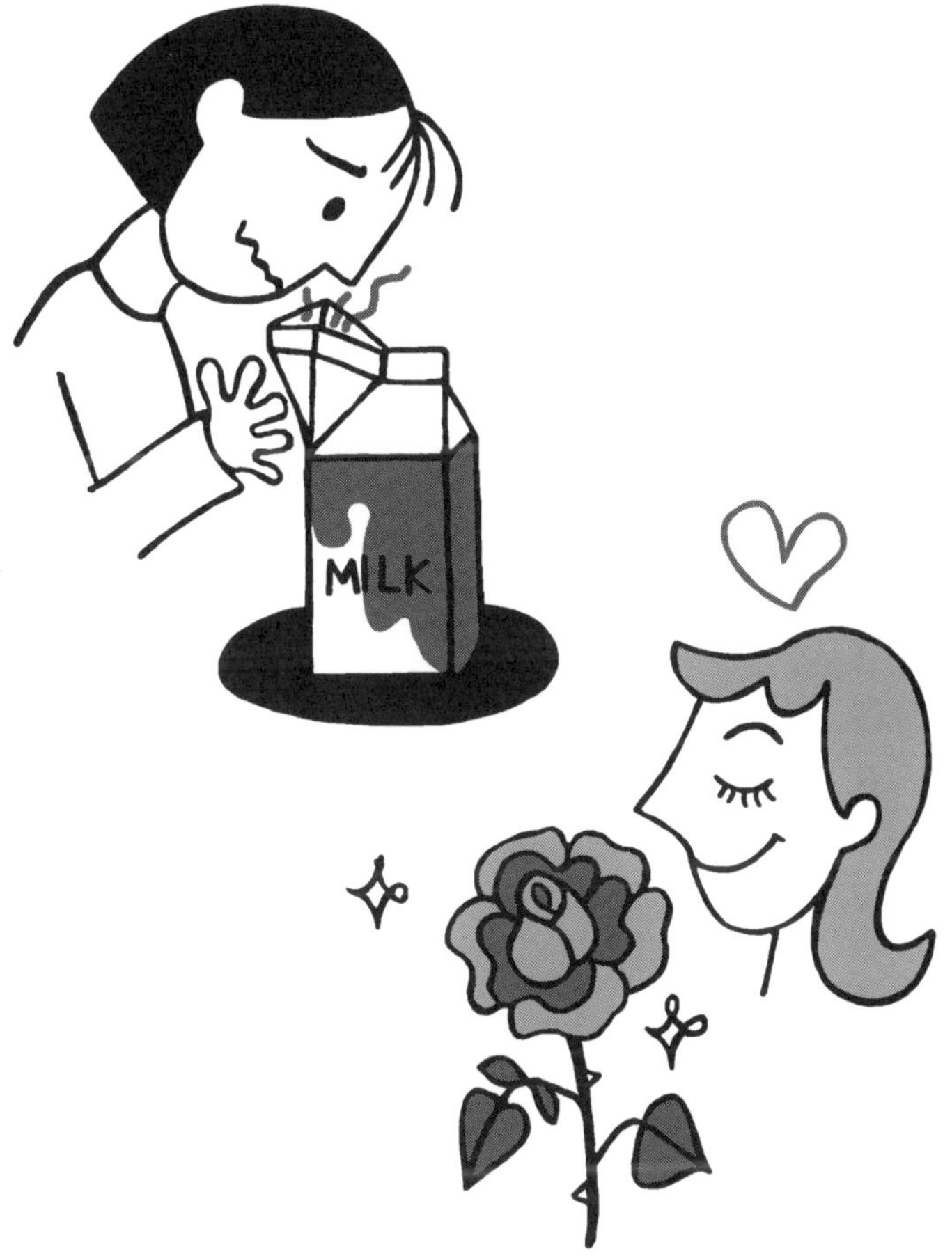
MILK

先ほどの牛乳がもし腐っていたら、私たちは瞬間的に鼻を背けるでしょう。この反応については、自分をだませません。臭いけど我慢しようと思っても、息を止めない限り無理です。自分にとって不要なものを分けるように、必要なものも嗅覚で取得すると考えられます。

大脳辺縁系が「生き残る」ための選択をする脳で、嗅覚がその器官だとするなら、「好きな香り」というのは、自分が生き残るために必要とする香りだともいえます。

好きな香り、自分の嗅覚が「好き・快」と判断した香りには、今の自分の生命力を補ってくれる「何か」が存在するのだろうと考えます。その何かは、化学成分の持つ薬理作用であるかもしれないし、精油が放つ植物エネルギーそのものかもしれません。極端なことをいえば、好きな香りを嗅いでいるだけで、私たちは健康でいられるかもしれません。

ただ、理性や知性がその感覚を抑制してしまうことも事実で、「好きな香りがわからない」という人が存在します。精油を12本並べて、好きな香りを選んでくださいとお願いしても、「違いがわかりにくい」とか、「全部好きで選べない」といって選べない人がいます。

嗅覚の問題もあるかもしれませんが、私は「理性や知性」の影響だとも思っています。どれか1本を選ぶという行為に、「正解」を探しているのではないでしょうか？　今、何を選ぶことが正解だろうか？　何を選ぶことを望まれているだろうか？　これを選んだらどう思われてしまうだろうか？　自分の感覚とは別の思考が働いているように思います。

ですから、私は精油を選んでもらう前に、必ず**「どの精油が正解かというものはありません。自由に直感で、これ！と思ったものを選んでください。理由は必要ありません」**と、お伝えすることにしています。

直感的に選んだ香り、原始的な感覚にこそその人の本質があると信じているからです。そしてそれが実現できるのは、嗅覚だけだとも信じています。

「木を見て森を見ず」ということわざがあります。部分だけを見て全体が見えていない様子です。気香療法の気香アロマアナリーゼでは、**選んだ精油からその人の全体像を見ていき、その人の醸し出す雰囲気（気）や話す内容から、何が課題なのだろうかということを知っていきます。**

つまり、木を見て森を見て、森を見て木を知るということを意識します。それはホリスティックアロマセラピーという言葉で、これまでも語られてきたことと同じです。

自然療法という考え方

アロマセラピーは自然療法である、といわれます。では、自然療法とは何を指すのでしょうか？　精油やハーブのように、自然由来のツールを使うから自然療法なのでしょうか？
気香療法講座では、**「自然療法とは自然に還《かえ》ること」**と定義しています。自然に還るというのは、生まれたときの様子、ありのままの姿、何も加えられていない状態に戻るということです。

私たちは、生まれたときは何も知らない赤ちゃんです。赤ちゃんが最初に取得する感情は「驚き」だそうです。胎内からこの世界に出てきたわけですから、当然「驚き」ますよね。見えている世界はもちろんですが、自分の身体の使い方、呼吸の仕方も違うのです。驚きの感情が最初に生まれることも納得です。

その次に快・不快を取得し、「怒り」「恐れ」「嫌悪」という不快感情を習得していくのだそうです。赤ちゃんが泣くのは不快感情の表現なのです。その後、「得意」や「愛」などの快感情が生まれてくるのだとか。笑うのは泣いたあとなのですね。

時間とともに複雑な感情を覚えていき、自分の欲求を表現するようになります。つまりそれは、一方的に与えられているだけではなく、自ら何かを要求することで生きやすさを得ようとするということです。

そして2歳ごろには「共感」の感情を覚え、相手の感情を理解するようになり、顔色を読んだり、空気を読んだりするようになります。ますます複雑な感情や思考を持つようになります。そうすることで、社会の一員として生活することができるようになるのです。一方で、これまで求めるだけだった生き方が、我慢をする、足並みを揃えるなどの「抑圧」も覚えます。

幼年期、思春期、青年期を過ぎ、成人すれば、当然赤ちゃんのころのシンプルな感情や感覚を覚えているはずもありません。複雑な社会のなかで、複雑な感情を感じたり、発したりしながら生きていくようになります。

それは生き抜く術でもありますが、その反面生きづらさを作っているのかもしれません。

感情が複雑になってしまったからこそ、問題も複雑になり、解決しづらくなります。この**問題を解決するには、この複雑さをシンプルに分解していく**ことで楽になっていくのではないかと考えます。

では、シンプルとは何か？というと、「生まれたときの赤ちゃん」であり、生まれたままの自分になることです。それを私たちは、ありのままの私、自分らしさ、ナチュラルな自分、といいます。

つまり、**今ある課題を解決するには、シンプルになる、自然の状態に戻る**ことが有効で、それを実現することが「自然療法」ではないかと思うのです。

自然に還ることこそが「自然療法」であると、気香療法では教えています。それはどうすればいいかというと、複雑化したプロセスを逆行していくのです。

何も持たない、知らない赤ちゃんのころのシンプルな感性に戻ること。赤ちゃんのころのシンプルな感性とは、「快・不快」のみに委ねる感性です。そのように考えると、嗅覚を使うアロマセラピーは、自然療法には最も適していると考えられます。

【複雑化プロセス】

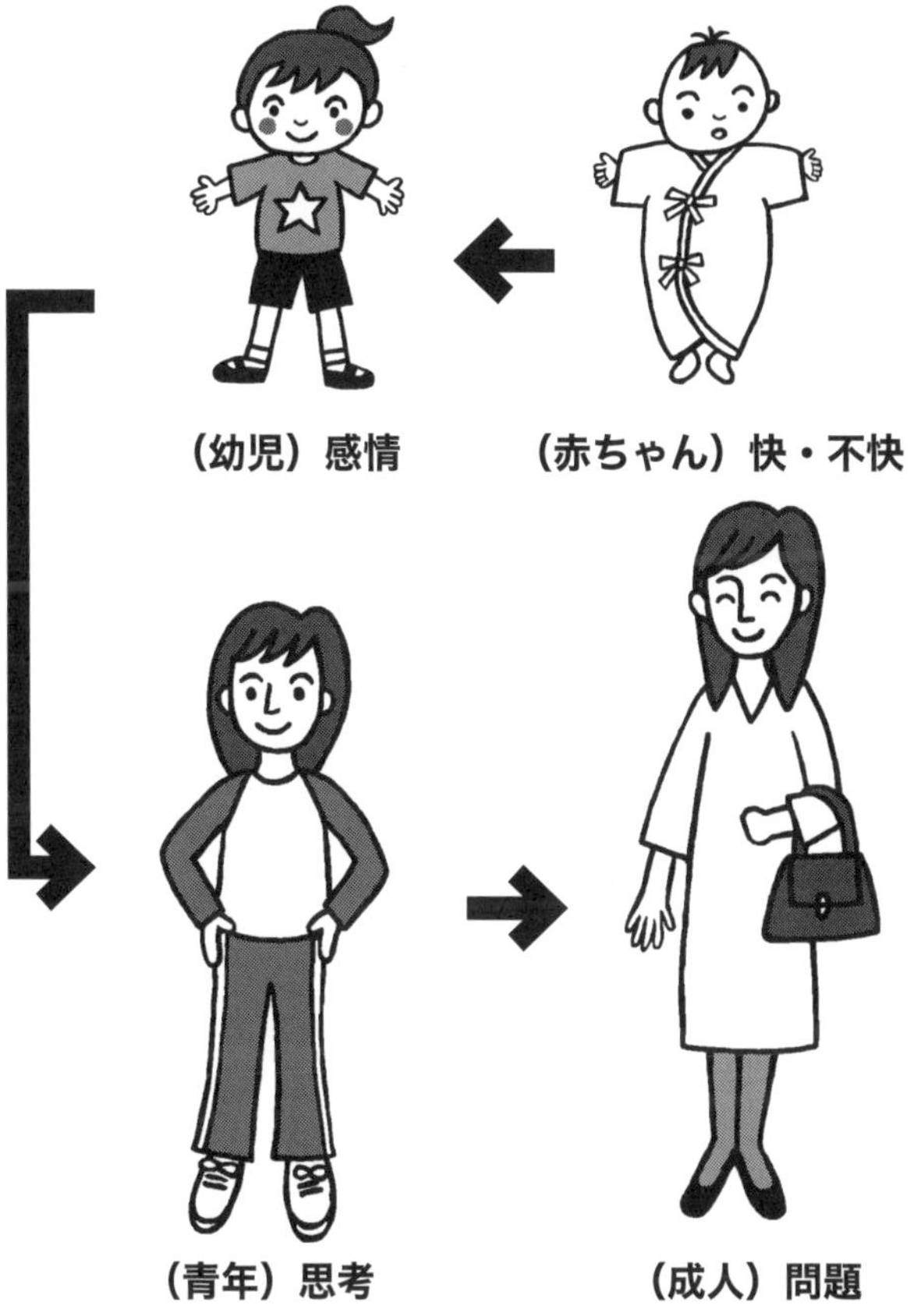

【シンプル化プロセス】

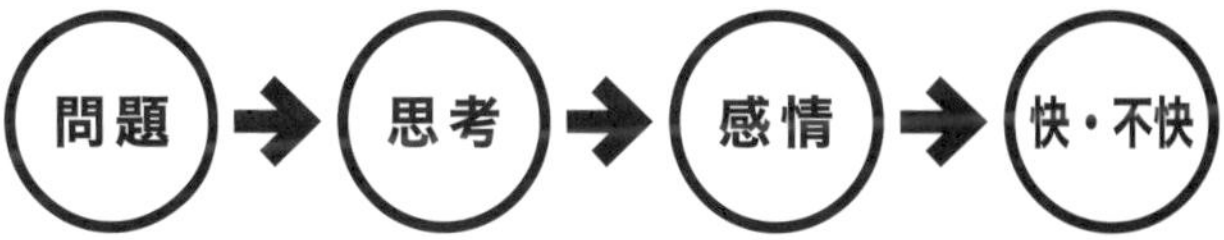

不調を治すのではなく、「人」を調える

アロマセラピーに限らず、**代替療法の根本的な考え方は、不調や疾患を治すというより、その人自身を治す、調える**といわれています。

肩こりという症状について、肩まわりの筋肉を柔らかくしたり、血行促進をしたりするだけでなく、肩こりの原因となる「過剰な緊張感」や「合わない寝具」あるいは、歩き方や姿勢など、さまざまな視点から観察し、改善方法を考えることが、代替療法の役割です。

さらに、**気香療法では、気（エネルギー）を調えることで、その人の持つ本来の「在り方」が発揮される**という、気功の思想を取り入れています。

ここで気功の説明をしておきます。東洋思想の私たちに流れる3つの流れ**「気・血・水（リンパ液）」**のうち、気を扱う技術（功）によって健康維持管理をする代替療法が気功です。

「気」が滞ることで不調が起こると考えますので、気の流れをスムーズにするための**「調心」「調息」「調身」**という三要素があります。

調心とは、心を調えるということで、瞑想や自律訓練法によく似た内気療法などを用います。**調息は、文字どおり呼吸法**です。気功では鼻呼吸が原則ですので、鼻から吐いて、鼻から吸いながら、呼吸を徐々に深くすることで呼吸を調えていきます。**調身は、身体の動き**です。たとえば太極拳などもその1つになりますが、練功と呼ばれる気功の動きは、身体を伸びやかに使うことで身体の強張りや緊張感をほぐします。

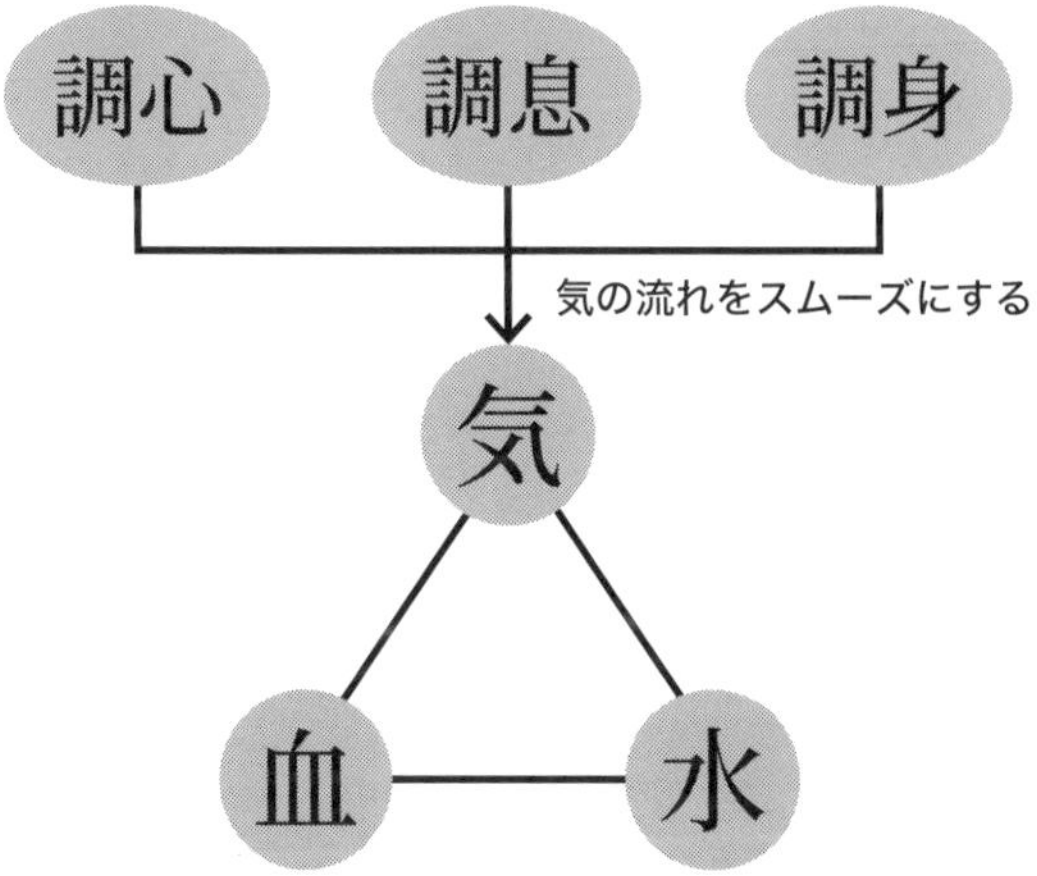

この3つは、心と身体、そして呼吸を調えるというものです。それ自体特別なことではないのですが、自分やクライアントの心や身体、呼吸に意識を向けながら施術をすることで、不調箇所だけを見るのではなく、**全体的な「観察」をする**ことが要求されるのです。

これらを意識的に繰り返すことで、気が調い、肉体だけでなく心も健やかになります。本来の自分のあるべき姿、輝きや魅力を発揮することで、才能を生かすことができるようになると考えられています。

ただし、気功でそのようなことを実現しようと思うと、修行のように毎日続けることが必要ですし、簡単なことではありません。誰もができることではありません。

ところが、精油を使うと呼吸を自覚しやすくなります。好きな香りであれば、気持ちが安らいで心が落ち着きますし、肉体に及ぼす薬理作用を意識することで、身体にもよい影響が得られます。つまり、**精油を用いることで、長い修行でしか得られない気功の「調心」「調息」「調身」が、誰でも簡単にできる**のです。

好きな香りを選び、気香アロマアナリーゼ図にのせて分析をしたあと、その精油を使ってアロマトリートメントをしたり、ディフューザーを使って瞑想したりするだけで、分析でわかった課題の解決だけでなく、「調心」「調息」「調身」が実現され、全身の気の流れが調うことで、その人全体が「調う」となります。

気香療法と気香アロマアナリーゼでは、その原因も併せて改善、解消することも期待できますので、「人を調える」という中には、その人の環境や状況などを含めています。

すべての自然に季節がある（エネルギーは変化する）

10年前の自分と比べて、今の自分は、何がどのように変化しているでしょうか？　変わらずにいるための努力は大切かもしれませんが、それでも何も変わらないということはありません。

たとえば、昨年と今年はどうでしょう？　昨日と今日はどうでしょう？　朝と夜とではどうでしょう？　私たちは、常に変化しています。

気香療法講座では、最初に選んだ好きな香りの精油を、練功という気功実践をしたあとに、もう一度嗅いでいただきます。すると、ほぼ１００％の確率で「なんかさっきと違います」「匂いがしない」「さっきよりクリアになりました」などの変化を口にされます。

それは最初の感覚が間違っていたのではなく、**人は簡単に変化する**ということなので

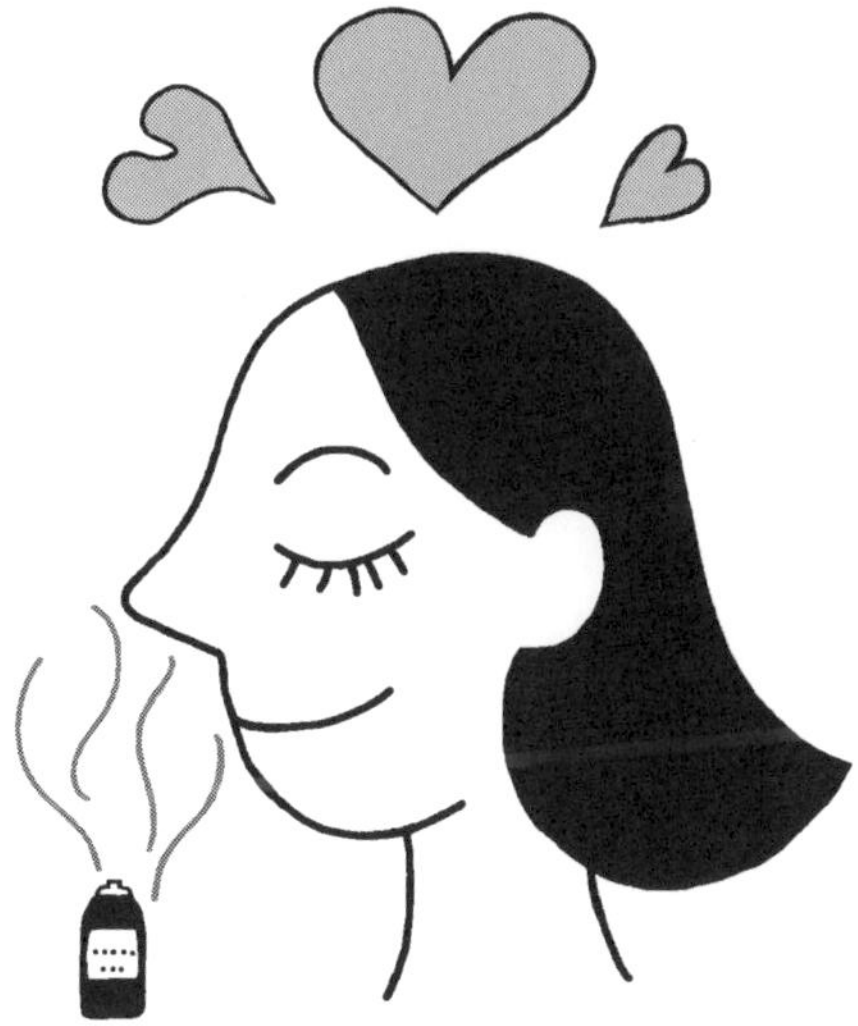

エネルギーは上昇中？　下降中？　休息？

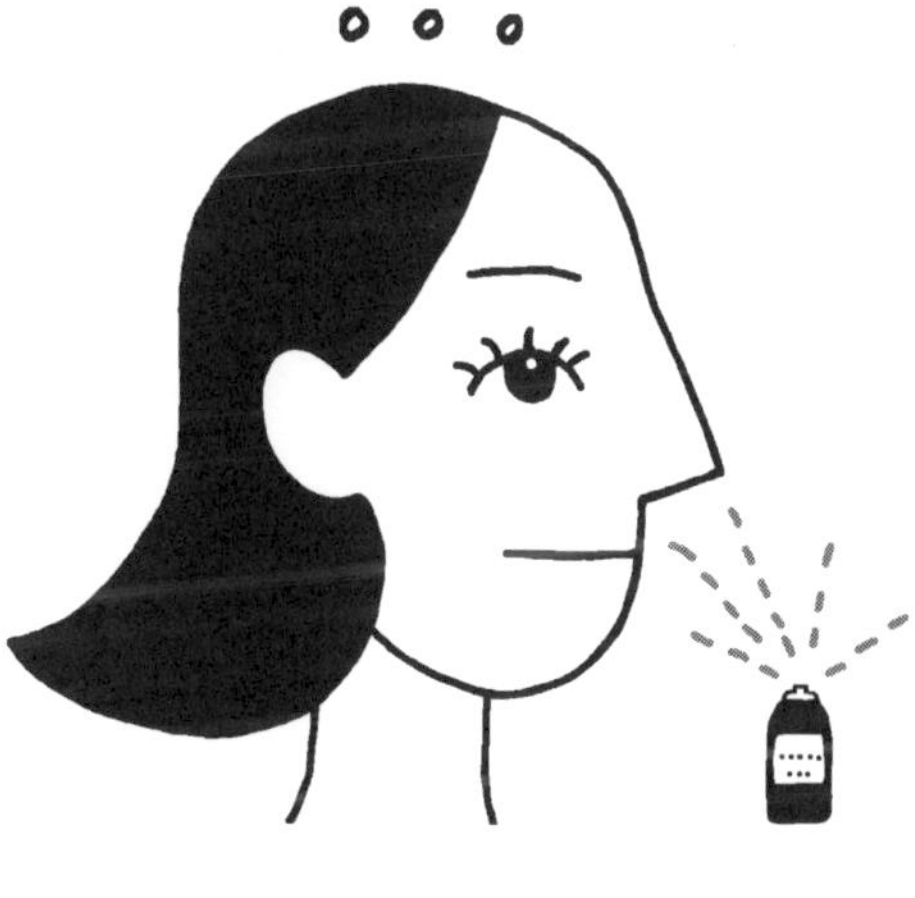

す。気の流れ、エネルギーが調う（あるいは変化する）ことで、感覚も変化します。

Aという状態からBという状態になったとします。この変化を理解することで、どのような自分がどのような自分に変化したのか、ということがわかります。これを分析することが気香療法の気香アロマアナリーゼです。

エネルギーが変化したという結果だけを見るのではなく、この**エネルギーが現在「上昇中」なのか「下降中」なのか、あるいは、「休息」なのか**ということを、四季のイメージで読み解きます。

四季のいずれの季節も必要で意味があるように、私たちのエネルギーが夏であろうが、冬であろうが、その時点のその人にとって重要な意味があります。よい悪いで判断するのではなく、その意味を考えることが求められます。

さらに、四季を知ることで、次はどの季節になるのかもわかります。今が秋なら、次は冬です。いくら「この先、夏のエネルギーで花を咲かせたい！」と思ったとしても、現在が秋なら四季の流れに逆らうことは、結果的に不調や不都合が起こります。今が秋であれば、次は冬なのです。それが自然の流れなのです。

このような流れを知り、次に訪れる冬をどのように過ごそうかと考えて、やがて必ずやってくる夏に向けて準備をすることのほうが大事なのです。

私たちの変化は、予測不能なものではなく、自然の流れに従っているものなのだと思えば、無理やむだ、ムラがなくなり、いつでも穏やかに過ごせるようになります。

このような精神状態、思考を得ることは、このメソッドの目的の1つでもあります。

第2章の気づきと発見のヒント

- □アロマセラピーと東洋思想の共通点は?
- □世界中にある「この世を作っているもの」の考え方
- □精油を五行に分類してみる
- □精油が持つ「陰陽」とは何か?
- □好きな香りからわかること
- □嗅覚と脳のしくみ
- □原始的な感覚にこそ本質がある
- □自然療法という考え方
- □不調を治すのではなく、「人」を調える
- □すべての自然に季節の巡りがある

第3章 気香アロマアナリーゼの目的

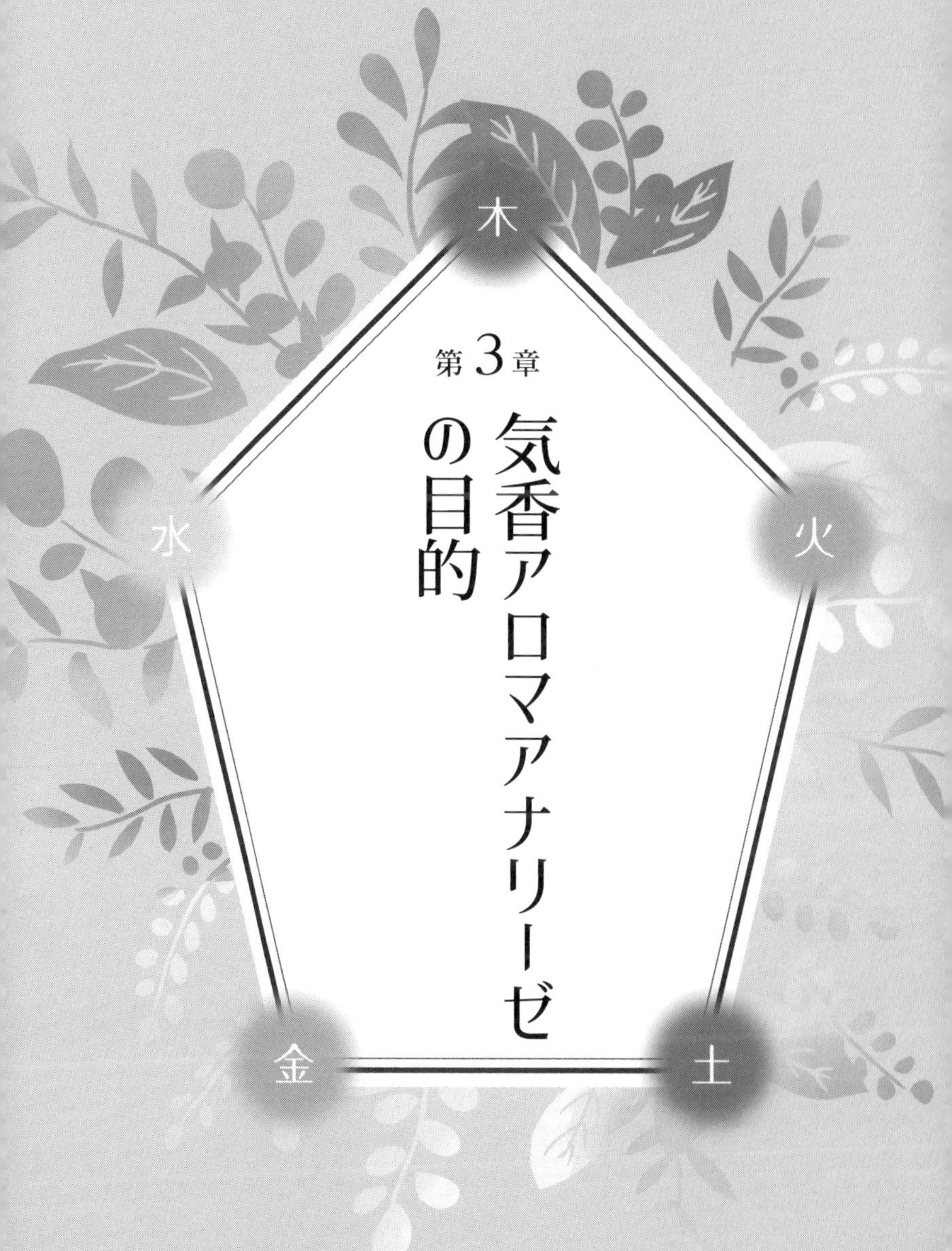

アロマセラピーの新たな価値

前の章で、穏やかに過ごすための精神状態や思考を得ることが、アロマセラピーの目的の1つと書きました。ほかにどのような目的があるのか、また、最も大切にしたい目的は何なのかということを、この章で説明します。

はじめのほうで書きましたが、「アロマセラピーとは何か？」を考えていただけたでしょうか？　この問いを、どのレッスン、セミナーでも私は受講生の皆さんにお聞きします。

アロマ（芳香）セラピー（療法）といいますが、それは一体何なのでしょうか？　アロマセラピーの歴史を学ぶと、ルネ＝モールス・ガットフォセが、実験中の火傷にラベンダーオイルを使って治癒したことが起源となります。すなわち、この場合のセラピーは、治療そのものです。しかし日本ではそのような用い方はしません。香りを嗅いで、心を穏やかにするというのが一般的な用いられ方です。

しかし、アロマセラピーを知れば知るほど、「それだけではない」ことを知ります。精油の化学成分による薬理作用、生理作用は、嗅覚だけでなく、肺から血管に溶け込み、各臓器に影響を与えます。皮膚に塗布すれば、皮膚表面だけでなく、経皮吸収し、組織へ作用します。アロマセラピーを単純に「香料」のように用いることに抵抗を感じてしまいます。

アロマセラピーとは何か？と聞かれたら、人それぞれ答えが違い、そのいずれも正解なのかもしれません。ただし、それを自覚して扱うことができなければ、あなたが思うアロマセラピーの価値も、私が思うアロマセラピーの価値も提供することはできません。

アロマセラピーで何を実現したいのか？　何が実現できるのか？　ということを明確にできれば、アロマセラピーの価値を提供できると考えています。

気香療法の気香アロマアナリーゼは、アロマセラピーでクライアントの不調の改善、不安の解消を実現しますが、クライアントが自覚している不調や不安だけでなく、その原因や、解消された場合（あるいは解消されない場合）、どのようになるのか？　もっと端的に言えば、**「どうなりたいのか？」ということを導き出す**ことを目的としています。

なりたい自分がわかる

クライアントがどうなりたいのかを、他人であるアロマセラピストが読み解くといっても、クライアントを「教え導く」ということではありません。そんなことをすれば、クライアントはセラピストに対して、うさんくささや押しつけがましさを感じてしまいます。私たちアロマセラピストはあくまでも精油の持つ役割を説明するだけで、クライアントの人格や将来性などを見るわけではありません。

あなたにはこのような経験がありませんか？　高校受験、大学受験、あるいは就職など、何かを決めるときに、親や教師から「将来何をしたいのか？」「何になりたいのか？」「何を目指す？」といった質問を受けたこと。目はしの効く子どもなら、大人が満足するもっともらしい答えを口にできたかもしれません。

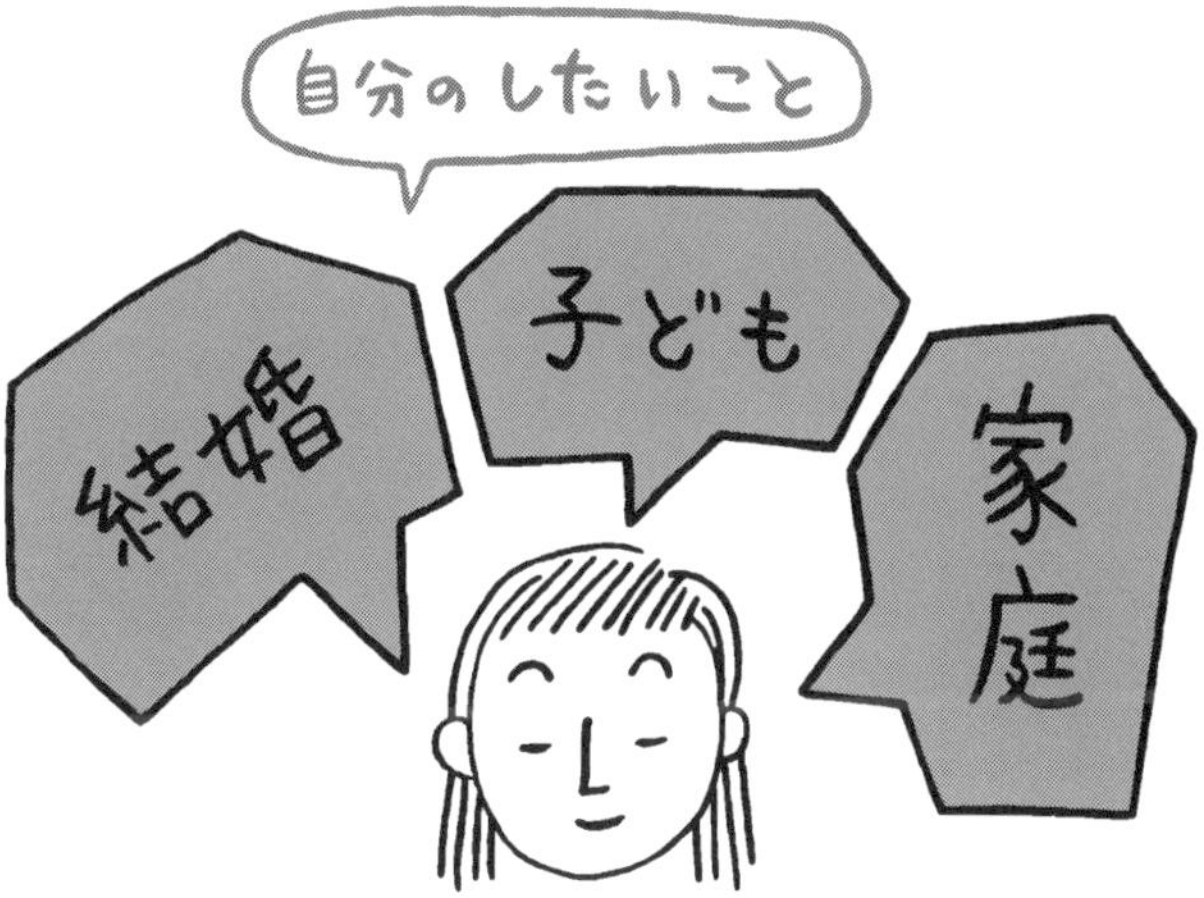
自分のしたいこと
結婚
子ども
家庭

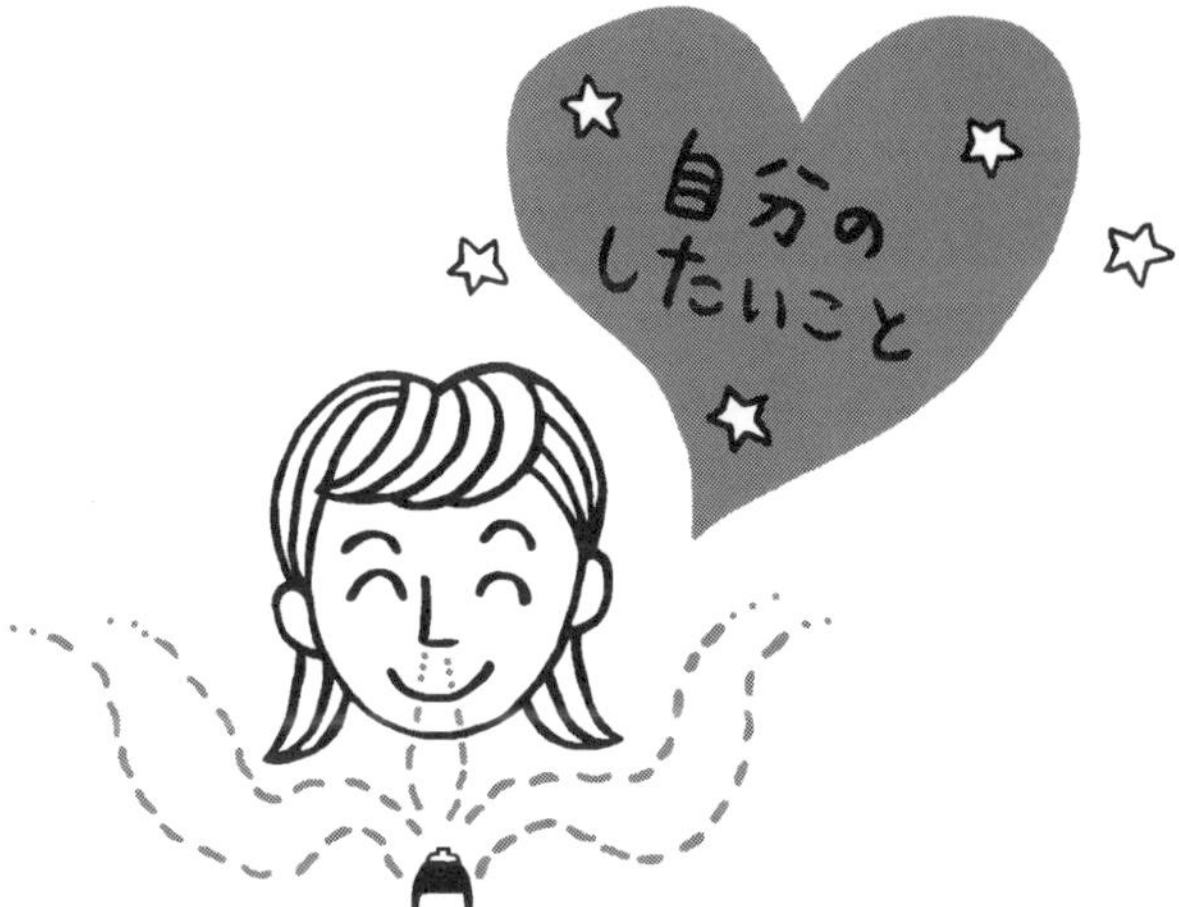
自分のしたいこと

しかし、これまでの道のりを歩いているだけで到達すると思っていた「大人」という生き方は、どうやら選択をしなければ生きられないらしいとわかったら、実際のところ非常に難しいはずです。私にはとても難しく感じました。

将来のこと、目指すことを聞かれたところで、職業は自分のまわりにいる大人の職業以外に知りません。もちろんアロマセラピストという仕事も知りませんでしたから、選べるはずもありません。さらに、生き方や実現したいことなど聞かれても、なおさらわかりません。

しかし、私たちはこのような質問にさらされているので、何となく「それっぽい」答えを持っていて、案外、この「それっぽい」答えに影響され過ぎていると感じることがあります。

いつかは子どもを持って幸せな家庭生活を、というイメージを持っていると、結婚しなければならない、結婚をしたなら子どもを産まなければならない、子どもができたならば、家庭は守らなければならない、と、現実とは関係なく、自分の「目標」に夢中になる人も多くなるでしょう。

その結果、「本当はどうしたいんだっけ?」が、見えなくなってしまいます。仮に頭に浮んだとしても、自分で打ち消してしまいます。「いや、間違いなく幸せな家庭生活を送っているはず」と。

このような人が、好きな香りを選んで、気香アロマアナリーゼ図に精油を配置してみると、現在は幸せというより「修行」のように過ごしているということがわかることがあります。精油の流れを見ると、頑張ることに疲れて、いったん休みたいと思っていたり、場合によっては「家庭」という幻想が、自分の生き方を停滞させていたりすることがわかるのです。

今の生活が幸せだと信じていた人の場合、それは相当ショックだろうと思うのですが、私のセッションを受けてくださったクライアントは、意外と「わかります」などといって受け入れています。

皆さんも薄々気づいているかもしれません。頭の中では、ときどき**「〜しなければならない」**といった考えが浮かぶことがありませんか？　したがって、どこかに**「やっぱり」**という気持ちもあるのかもしれないと思います。

すると、今の自分の認識と置かれている状況とが少しズレていたり、真逆だったりします。自分がどのようになりたいのかがわかったというだけで、クライアントは満足することがあります。なぜなら、自分の生きづらさ、苦しさの原因がわかるからです。

「アロマアナリーゼ」との違い

なりたい自分がわかる。「こうなりたい」がわかる。というのは、『香りの心理分析　アロマアナリーゼ』でも同じことをお伝えしています。私は、アロマセラピーとは、本能と直結している嗅覚を使うため、知性や理性で押し殺している「本能」や「潜在意識」を引き出すものと考えています。したがって、アロマセラピーである限り、「なりたい自分」がわかるはずなのです。

では、なぜ従来の「アロマアナリーゼ」に加えて「気香アロマアナリーゼ」を考案したのか。それには次のような、それぞれの特徴からくる理由があります。

【アロマアナリーゼの特徴】

好きな香りを嗅ぎ、アロマアナリストの質問に答えることで、香りから想起されるイメージを具体的に語っていきます。その答えが、クライアント自身の深層心理であり、潜在意識でもあります。

嗅覚は、0.2秒で脳に到達した瞬間に、記憶、感情、イメージを同時にひき起こします。脳にその働きがあるため、「よい香り」と感情が動いたときのイメージを具体的にしていきます。具体的にすることで、その精油の香りは感情とイメージをセットに記憶に残されます。次回以降、その香りを嗅ぐたびに、そのイメージと感情が発動され、自分に「言い聞かせる」ことになり、潜在意識が顕在化され、なりたい私になれる。というしくみです。

ここでのポイントは、**香りと感情、イメージを「具体的な言葉」にして、記憶に残す**ことです。また自分の言葉で語るということで、より自分に対する信頼度が上がるという点も特徴です。

【気香アロマアナリーゼの特徴】

香りを言葉ではなく、視覚や季節感などの肌感覚に置き換えることで、**より直感的に判断でき、知性や理性が介在しにくい**という点が、ポイントです。

従来のアロマアナリーゼでは、話しているうちにイメージが自分自身になってしまったり、知人になってしまったりすることで、自由な発想を広げることが困難になるというケースが稀にありました。また、イメージを広げる行為そのものが苦手という人には、質問に答えるというだけでも責められているような気分になる、ということもあったかもしれません。気香アロマアナリーゼなら、そのような人でも直感的に精油を配置することは容易です。

気香アロマアナリーゼは、従来のアロマアナリーゼに比べて、クライアントから引き出す情報が少ない分、アロマアナリスト（アロマセラピスト）が分析しなければならないことが多いため、よりアロマセラピーの知識が必要になることは、いうまでもありません。精油のデータシートを充実させていくこと。そしてそのためには精油のプロフィールを作ることはアロマアナリーゼと同じです。

アロマセラピーを幅広く活用するのであれば、どちらも知っているとあらゆる人たちに使えるようになります。

主訴から隠れた本訴がわかる

アロマセラピーを求める人たちは、多くの場合「不調」や「不安」を抱えていることが多く、アロマセラピーによって解消、改善、あるいは気分転換を求めていることがほとんどです。私がアロマセラピーを教えるときも「まずクライアントの主訴を聴きましょう」と言います。私がアロマセラピーを習ったときも、そのように教わりました。つまり、アロマセラピーは「クライアントの主訴」があってこそなのです（しかし、香りの心理分析アロマアナリーゼは、主訴を聞かないという常識破りのスタイルです）。

サロンやスクールで、クライアントの悩みを聞くと、「肩こり」「偏頭痛」などの体調の不安から、「なんとなくモヤモヤする」とか「仕事に行くのがつらい」といった、原因のわかりにくい不調など幅広くあります。

アロマセラピストは、そのような主訴に対して、必要な精油を薬理作用や臨床例などから導き出して、提案します。

肩こりや偏頭痛のような体調については、鎮痛作用や血行促進作用のある精油や、筋肉弛緩作用や自律神経調整作用のある精油など選択基準が明確です。クライアント自身もその精油によって、痛みが緩和するといった変化を感じられるため、満足すると考えます。

しかし、なんとなくモヤモヤする、仕事に行くのがつらい、のような原因がわかりにくいうえに、何を解決すればよいのかがわかりにくいケースは、精油選択の基準があいまいです。ところが、こういったケースこそアロマセラピーのような代替療法の出番だとも思うのです。

たとえば、「なんとなくモヤモヤする」という主訴について、カウンセリングや会話の中から次のような具体的な状態が考えられたとします。

・漠然とした不安感がある
・頭の中がごちゃごちゃしていて何から考えたらいいかわからない
・気持ちが塞ぎがちでやる気が起きない

・今の生き方や生活は合っているのか……

それぞれの状態に合わせて次の精油を提案します。

・抗不安作用が高い＝ネロリ、カモマイルローマン、マジョラム
・頭の中を整理する＝ペパーミント、バジル、ユーカリラディアタ
・明るい気持ちにする＝ベルガモット、イランイラン、メリッサ
・自分を見つめる＝フランキンセンス、ローレル、サンダルウッド

切り口を変えると、いろいろな精油を提案することができます。

しかし、原因もわからない、何を解決したいのかもわからない場合、いずれの場合も決め手に欠けるでしょう。

そして、仮に「この精油はどうですか？」と、提案したところで、痛みが消えたり、動きが楽になるような変化がなければ、クライアント自身も何を理由にこの精油がよいと判断すればよいのかわかりません。

そうであれば基準は1つ。「気分が楽になる」「気持ちが軽くなる」＝「よい香り」と感じるものです。このようにクライアントに促すことが、精油を選ぶうえでもわかりやすいからです。

それでも迷うクライアントもいると思います。**迷っている時間もアロマセラピー**です。迷うということは、自分がこの香りを嗅いで、「自分」がよい気持ちになっているかな？どうかな？と、**自分と向き合っている**証拠です。存分に迷ってもらうとよいと思います。最終的に3〜4本の精油を選択してもらいましょう。

選んだ香りを、気香アロマアナリーゼ図に配置してもらいましょう。ここはクライアントの直感です。この精油は緑色のイメージとか、この精油は冬のイメージとか、この精油は上のほうに上がるイメージとか、印象だけで配置します。

この配置と精油本来の作用や役割（プロフィール）を総合的に判断することで、**モヤモヤしている状況だけでなく、なぜモヤモヤするのか？という原因や理由がわかる**のが、気香アロマアナリーゼです。

たとえば、1番目の精油ネロリを「火（赤）」の位置に配置したとします。まず、ネロリの一般的な薬理作用を調べます。抗うつ作用、抗不安作用、ホルモン様作用などがあります。クライアントが更年期世代であれば、更年期障害や年齢による体力の低下や気力の低下に対する不安があるのかもしれないと、予測します。それがモヤモヤの理由かもしれません。さらに、データシートでネロリの「火」の要素を見ると「情熱や多幸感を呼ぶ」とあります。ということは、何か情熱を傾けるもの、幸せを感じられる体験があるとよいのかもしれません。

モヤモヤするという主訴に対して、本当の原因は「更年期の不安」あるいは「幸せの欠如」だとすると、何か夢中になれるものを探す。というのも解決方法かもしれません。主訴と隠れていた本訴の両方の解決法を同時に示唆してくれます。

精油の配置は、1番目に好きな精油、2番目に好きな精油と順番に置きましたが、読み解き方としては、1番目に好きな精油が1本目で、左回りに次の精油が2本目の精油となります。好きな精油の2番目以降については、その順位より並び方に意味を持たせています。

その理由は、季節は左回りに進むからです。つまり、1本目が「現在」と見ると、その左にある精油は「少し先の未来（次の季節）」を表します。さらに左回りに「もっと先の未来」を表していると考えます。

101ページの図の場合、少し変則的ですが、次の季節は土用の黄色「ベルガモット」です。この精油の分析をすると、現在から一歩進んだ先には、こういうことが起こる、あるいはこうなりたい、ということがわかります。

ベルガモットは、明るい気分にしてくれる抗不安作用や抗うつ作用があります。また健胃作用もありますが、土用に配置することで、消化を助ける。つまり、自分の現状、更年期という変化を消化し受容する時間となります。ベルガモットのキーワード「完璧主義を手放す」が、自分の中の完璧さ、女性としての完璧さにこだわっていないかということに気づかせてくれるかもしれません。

最後の精油が、このセッションの結論です。最後の精油を読み解いて、現在の問題はこういう方向に向かうのだな、と理解してください。ここでは「ペパーミント」が「木」に置かれています。春の芽吹きの季節。新しいことを始めたり、ワクワクしたりする場所、あるいは若さを表す場所でもあります。更年期の変化、老いを受け入れることで、また新たな自分と出会い、ワクワクする人生を生きることができるかもしれません。ペパーミントのキーワードである「交流」や「コミュニケーション」を活性化することで、自分本来の「若々しさ」も得られるのかもしれません。

このように分析することで、現在の問題が「なんとなくモヤモヤする」という抽象的なものであっても、結論があるとわかると、モヤモヤの原因がより明確になってきますし、今後どのように変化していくのかが見えることで、現状の捉え方も変わってくるのではないかと思います。

［精油の配置］

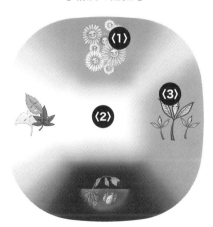

〈1〉ネロリ　〈2〉ベルガモット　〈3〉ミント

エネルギーの変化を見る

精油の役割と気香アロマアナリーゼ図を見ることで、流れがわかりますが、この図には**エネルギーの方向**も表現されています。

左回りの図と書きましたが、エネルギーもそのように流れます。従って、火の夏がエネルギーは最高潮です。ネロリをここに置くということは、現在はモヤモヤしながらもいろいろなことをやろうとしているし、自分の気力は最高潮です。だからこそ、やっていることと気持ちにギャップを感じるのかもしれません。

そしてベルガモットの「土」は、エネルギーが集中するところでもありますし、発散するところでもあります。ここでは、火で学んだことを吸収するためにエネルギーを貯めます。そして、ある程度の準備ができたら、次の季節へとエネルギーを動かします。まるで「ガソリンスタンド」のような場所です。

次のペパーミントは「木」にありますが、春ということもあり、エネルギーは上昇しています。これから頂点の夏に向かって上昇するエネルギーなので、強いエネルギーともいえるかもしれません。

このようにエネルギーの流れを見ることで、このあとどのように過ごせばよいのかもわかります。この図を見ると、このままでは疲れて倒れてしまいそうですよね。休んでいいのですよ、ということを伝えてあげると安心するかもしれません。

その他の場所のエネルギーについて説明します。

「金」の秋は沈静、鎮静のエネルギーなので、「何もしない」。土の休息は「消化吸収」という目的がありますが、金の休息は、何もしないことが目的なので、できれば仕事も休んで、家事も休んで、といったようなアドバイスをします。

「水」の冬は、「貯める」という意味もあり、冬眠のエネルギーを示します。活動的な場所ではないのですが、種まきの準備期間でもあるので、表立って何かをするわけではなく、次に始めることを計画したり、根回しの時間にしたりするといいでしょう。

このようにエネルギーがどちらに向かっていて、さらにどのように使えばよいのかも見ることができますが、「自分と向き合った結果」、すぐにやらなくちゃ！とか、がんばらなくちゃ！と、思いながらもなかなか腰が上がらないという人の理由もわかります。

誰にでも季節があります。今がどのようなときなのかは、人によって違います。動かないほうがよいときもあるし、活発に動いたほうがいいときもあります。頭でわかっていても……という人には、このような客観的なツールは、有効なのではないかと思います。

アロマセラピーの目的を明確にする

このように分析して、未来のことなどをお話すると、「占いですか？」と、ときどき聞かれることがあります。この分析は、占いではありません。そして、この未来が絶対に実現するわけでもありません。あくまでも**現在のクライアントが見ている未来であり、望んでいる未来**を提示しています。実際に検証したことはありませんし、実のところ、検証は必要ないと思っています。

というのも、気香アロマアナリーゼの目的は、あなたの未来を占うということではないからです。不安や無気力、迷いなどを抱えてサロンを訪れたクライアントに、必ず夜は明けるし、雨は止むということを伝えたいだけなのです。現状から先に進む方法がわからなくなったり、迷ったりしたとしても、必ず未来はやってくるということ。

正解や正義を伝えるのではなく、未来は自分で作ることができるし、その未来は明るいいんだ！と、クライアントが思ってくれたらよいのです。

アロマアナリーゼでも同じことを伝えていますが、**私たちが悩み、不安になるのは、「先がわからない」「答えが見えない」**からです。「未知」は、不安と悩みの原因になります。だったら「既知」にすればよいのです。正しいかどうかはわかりません。でも、少なくとも現状からこのような未来を描くことに違和感はないはずで、選ぼうと思えば選べる未来なのです。

それを選ぶかどうかは自分次第ですが、先が見えないと思うと不安だけど、**選べる未来があるとわかれば**、気持ちは明るくなります。前に進もうと思えるはずです。アロマセラピーが「セラピー」たる理由は、このように心を前向きにしてくれることだと、私は考えています。

アロマセラピストの役割は何なのか？　改めて考えてみてください。

クライアントの選んだ精油の意味を明確にする

クライアントに未来は明るいと思ってもらうためには、クライアントが自分自身の気持ちや現状を客観的に把握する必要があります。もちろん、そのツールが精油です。

何度も書いているとおり、好きな香りは本能が選んだ「生き残る」ために必要な、言い換えれば、生き残るために補うべきエネルギーとして選んだことになります。

その精油を使うことで、意識せずとも、きちんと**身体も心も魂も調う**ことになります。

あとはなりたい自分、やりたいことを淡々と実行するだけ……なのですが、迷ったり悩んだりするときは、現状を打破することだけでなく、なぜ今立ち止まってしまうのかということも、理解したいのが人間です。

そして、再び同じような境遇にあったとき、私は大丈夫と思えることが、さらに高い目標や理想へ近づく力になるのだと思います。

ただ足りないものを補うだけでなく、なぜ今それが必要だったのかということを分析、説明できるアロマセラピストになることが、クライアントに喜ばれる理由になると考えます。

気香アロマアナリーゼ図に置かれた精油の意味を読み解きます。

(1) 置かれた場所（木、火、土、金、水）からクライアントの感情、エネルギーの状態、体調、不調を推測する
(2) 選ばれた精油の作用、プロフィールからクライアントの心身の不調箇所を推測する
(3) (1) と (2) から、クライアントの現状を分析する
(4) 分析した結果を、「この図と精油から現状は〜と、推察されます」と説明し、クライアントに意見を聞く
(5) クライアントが自分のことを話してくれたら、なぜその精油を選んだのかという理由がさらに明確になる
(6) 精油のプロフィールから作った「精油のメッセージ（巻末資料「精油データシート」参照）」、そのメッセージを伝えることで、さらに精油の意味が確立される

（7）2本目も同じ手順で読み解くが、2本目は1本目の次に起こる出来事として読むと、エネルギーの流れがわかりやすい
（8）このように最後の1本まで読むが、最後の1本が今日の結論。今日のアロマセラピーの目的はそこにある

このような順番で精油を分析すると、クライアントはもちろんですが、アロマセラピストとしても、今日クライアントがアロマセラピーに求めていることがわかります。

（8）の「今日のアロマセラピーの目的はそこにある」ということは、クライアントの主訴が「肩こり」や「不安の払拭」だったとしても、最後の1本がマジョラムで、火の場所に置いたとすれば、今日あなたに会いにきた理由は、楽しい気持ちになって（火＝喜び）、無理のない元気を取り戻したい（マジョラム）ということです。肩こりや不安解消だけに寄り添うのではなく、ここまで理解したうえで、今日のアロマセラピーやトリートメントが提供できると、クライアントの満足度は上がるはずです。

アロマトリートメントのゴールを明確にする

このような流れで読み解いていくと、**クライアントがアロマセラピーに求めること、本当の来店理由がわかる**のです。

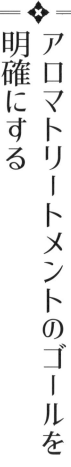

10年以上前のことですが、コンサルタント業をしている友人から「セラピストという人たちって、二言目には「技術力を上げたい」って言うけど、私は正直、セラピストの技術って違いがわからない。よっぽど耐えられない痛みや苦痛がない限り、だいたい気持ちよく寝ちゃうんだけど、技術力って必要なの？」といわれたことがあります。

私は、サロンでは操体法やバリニーズなどのアジアの技術を取り入れ、筋膜とエネルギー（気）の流れを調えるオリジナルの「リコネクティングトリートメント」を提供しています。テクニックとしても独特ですし、私なりのこだわりと徹底したオリジナルタッチング技術を提供しています。したがって、その一言は、少なからずショックでした。

もちろん低い技術より高い技術のほうが、リピート率が上がるという実感はあります。しかし、ある程度の技術であれば、つまり耐えられない痛みや苦痛がない限り、クライアントの信頼を失うものではないというのも事実です。なぜなら、私の現在のリピーターの多くは、開業当初の低い技術力だったころからのクライアントだからです。

これは、クライアントの感受性が低いということをいいたいわけではなく、私たちセラピストが思うほど、技術の違いはクライアントにとって重要ではないということです。

端的にいってしまえば、クライアントが「気持ちいい」と思えば、それが「リコネクティングトリートメント」であれ「アロマトリートメント」であれ「バリニーズ」であれ、クライアントにとって最高の技術なのです。

クライアントからのメッセージ

ではなぜ、私のクライアントがリピートしてくれるのかというと、私の古いお得意様からいただいたこのようなメッセージがヒントになると思います。

［以下メールより抜粋］

藤原先生の施術は、トリートメントの素晴らしさはもちろんなのですが、カウンセリングが秀逸なことで、受け手側の満足感が格段に違うため、付加価値の高い商品となっていると思います。

もし、藤原先生と同等のトリートメント技術がある方がいたとしても、一度藤原先生の施術を受けてしまうと、やはり他の人からは受けたくないなと思ってしまいます。

クライアントの満足度の一因は、カウンセリングなのです。カウンセリングとは、クライアントの問題を把握し、どうなりたいかを聞き出します。そして、それを阻《はば》む要因を導き出し、解決するためには何をすればよいのかを考えることです。望む結果を得るための行動や思考を手に入れる、一連のコミュニケーションを指します。

アロマセラピーサロンのカウンセリングの最大の目的は、**「クライアントの望むゴール」を明確にする**ことです。サロンへ来店した理由は、本当に肩こり腰痛解消でしょうか？

整体やマッサージではなく、アロマセラピーサロンを選んだ理由は何でしょうか？　本当にストレスや不安解消でしょうか？　心療内科やカウンセリングではなく、アロマセラピーサロンを選んだ理由は何でしょうか？

つまり、クライアントが「アロマセラピーに求めること」が何かを把握し、そこへ向かってきちんと誘導できるアロマトリートメントができればよいのです。

しかしクライアントの真の目的を把握しないまま、トリートメントをしていたらどうなるでしょう。結果として整体やマッサージとの技術的差別化や、心療内科との料金的差別化に躍起になってしまい、本末転倒なことが起こるかもしれません。

気香アロマアナリーゼでは、精油からクライアントの現状を把握し、どこへ向かおうとしているのかを、感情、体調、エネルギーから読み解くことができます。そしてそれを具体的に説明することができます。

それを踏まえて今日のトリートメント後には、どのような結果が出ていればよいのかを明らかにしたり、トリートメントやセラピーの前に、クライアントとセラピストでゴール設定ができていたりすれば、終了後は「ゴール」に到達したのかどうかを、お互いに確認できればよいわけです。

もしかしたら、ゴールに到達できなかったとしても、トリートメントのゴールが明確になるだけで、クライアントのサロンへの来店目的は達せられているのかもしれないのです。ゴールがわからないまま走り続けることの不安がなくなるだけでも、今日の来店成果はあったと言えます。私が伝えたいことは、**セラピストが努力するところは、技術力の向上だけでなく、クライアントの本質的な理解**だということです。

クライアントの求めるセラピーを提供する

ゴールが明確になれば、あとはゴールを目指すだけです。ここからはセラピストとしての腕の見せどころになるわけですが、ゴールが明確になることによって、「私の手に負えない内容」ということも出てくるかもしれません。

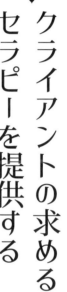

たとえば、気香アロマアナリーゼで読み解くと、最終的には「結婚したい」ということが出てきた場合、セラピストが成婚を叶えることは至難の業です。結婚相談所やマッチングアプリを紹介するということでもよいのですが、それではあなたのサロンに来た意味がありません。

少し発想の転換が必要になるかもしれません。「結婚したい」という願望の意味は、何なのでしょう？　「結婚」にどのような意味を持っているのでしょうか？　「安定」「家庭」「幸せ」など、いろいろな意味があると思いますが、クライアントがイメージする結婚に近い言葉を一緒に見つけてみてください。

「安定」や「幸せ」ということなら、アロマセラピーで何かできそうだと思いませんか？　安定、落ち着き、自律神経の安定、自己肯定感の安定と考えれば、トリートメントのプランに「自律神経」や「土台の安定」あるいは「チャクラの安定」などを入れられるかもしれません。

幸せ。ゆっくり優しく触れられることで、オキシトシンが分泌されることは有名です。そう考えると、トリートメントスピードに考慮するように気をつければよさそうです。

そのようにクライアントの求めるゴールに到達することが、クライアントの求めるセラピーになるのです。それこそがプライベートサロンのパーソナルセラピスト、専属セラピストとしての役割になるのではないかと考えます。

それは新たに必要な技術というより、今持っているあなたの技術と知識を総動員することで叶えられるトリートメントプランです。

気香アロマアナリーゼがあれば、今持っているあなたの技術や知識で、クライアントオーダーのパーソナルケアが実現できます。その結果アロマトリートメントやアロマセラピーの質が上がり、リピート率も上がります。

セッションの体系化

実際のサロンにおいてどのような流れでセッションをするのかを具体的に説明します。

カウンセリングシート記入	●氏名等個人情報・体調・気分・生活習慣・来店目的（主訴）を記入
精油選択	●主訴からセラピストが精油をいくつか選ぶ ●クライアントに好きな香りを選んでもら
気香アロマアナリーゼ	●クライアントに印象で気香アロマアナリーゼ図に配置してもら ●セラピストが読み解く
カウンセリング	●クライアントに分析結果の感想を聞く ●今日のセラピー（カウンセリングや施術）のゴールを決める

この時間はだいたい30分程度を目安にします。分析結果を聞いて話が広がることもありますが、あくまでもセラピーの準備としてのセッションです。話が深くなりそうでしたら、「施術のあとでもう一度振り返りますので、そのときにお話ししましょう」と促します。あるいは、施術ではなくカウンセリングのためのセッションであるなら、そのままカウンセリングを始めるとスムーズに進みます。

はじめて気香アロマアナリーゼを実施するクライアントは、「正解」を探してしまうことがあります。つまり、「この精油をここに配置しても間違いではないだろうか?」と、不安になってしまって、選べないということです。精油をどこに配置するのかということに正解はありません。最初に「正解はありませんので、直感で「ここ」と思ったところに置いてもらっていいですよ」と声をかけてください。

【方法】

カウンセリングシートから主訴や来店目的を聞き出し、主訴に合わせた精油を6~8本提案します。

クライアントの主訴に合わせて、薬理作用など精油の効能から6~8本精油を選びます。

たとえば、肩こりが主訴の場合は、血行促進作用や筋肉弛緩作用、鎮痛作用のある精油。また、なんだかモヤモヤするという主訴には、抗不安作用や抗うつ作用を持つ精油などを選びます。

その内から、3本ほどクライアントに「今日気になる香り」「好きだと思った香り」を選んでもらいます。

3本の精油を気香アロマアナリーゼに配置してもらいます。この時点で配置する順番をクライアントが意識する必要はありません。

・香りと色のイメージが近いという理由で置いてもよい
・四季のイメージと香りがリンクするという理由でもよい
・植物の様子（芽・花・枯葉・種）がリンクするという理由でもよい
・上がる、下がる、頂上、真ん中、下というイメージでもよい

直感や感覚で置いてくださいい、と促します。

3本が配置されたら、「一番好きな香りはどれですか？」と、1番だけを確認します。1

番がわかれば、左回りに2番、3番が決まります。
おそらく所要時間は10分程度です。

【分析とカウンセリング】

1番の精油が「現状」を表します。精油の作用と五行の意味を総合的に見て、クライアントの現状について説明をします。左回りに次の精油も同じように説明をします。3番目の精油まで同じように説明をします。ここまでは、精油と五行の意味をそれぞれバラバラに説明をしてよいと思います。

3本の説明が終わったら、今日の主訴や来店目的との関連を分析します。3本の精油は1→3と季節が流れるようにエネルギーが変化します。その様子を考慮したうえで、クライアントの主訴と来店目的を見てみると、「エネルギーチャージ」なのか、「休息」なのかがわかります。

また、一方的に分析をするのではなく、あくまでもカウンセリングツールとして使いますので、その都度「どうですか?」とか「どう思いますか?」などとクライアントの意見を聞くようにしましょう。

くどいようですが、占いや予言ではありません。クライアントが自分のことを客観的に理解するためのツールです。**最終的にはクライアントの意見が正しい**のです。クライアントが「そうではなく、こうです」というのであれば、それが正解です。セラピストがそれを否定したり、精油のメッセージや五行の作用を無理強いしたりすることが本意ではないことを理解しておいてください。

大事なことは、選んだ精油によってこれから行うトリートメントやセラピーは、このような結果に向かいますよ、ということを**双方で合意する**ことです。

第3章の気づきと発見のヒント

□アロマセラピーの新たな価値を創造する
□なりたい自分がわかる
□アロマアナリーゼと気香アロマアナリーゼとの違い
□主訴から隠れた本訴がわかる
□エネルギーの変化がわかる
□アロマセラピーの目的を明確にする
□クライアントの選んだ精油の意味を明確にする
□アロマトリートメントのゴールを明確にする
□技術＋カウンセリング力の向上でクライアントを魅了する
□クライアントが求める以上のセラピーを提供する
□セッションを体系化する

第4章
気香アロマアナリーゼの実践

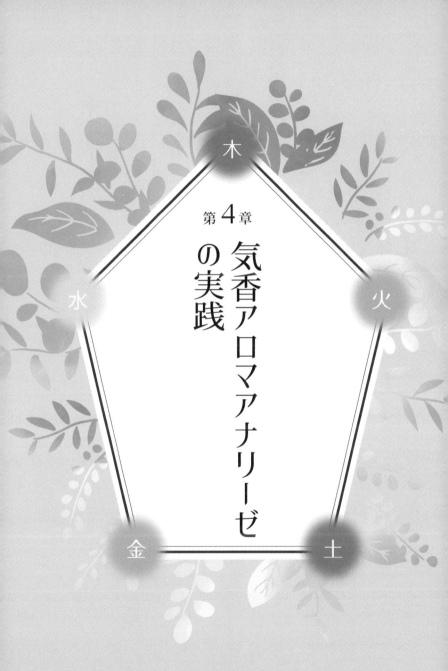

ケーススタディ

気香アロマアナリーゼは、新しいアロマセラピーとして非常に有効だと思っていますが、実際にどのような場面で、どのように使われているのかを、具体的にご紹介します。

また、私自身がこのような分析をすることによってどのような変化があり、クライアントからどのような評価を得ているかも併せてご紹介します。

【1 対面のセッション】

【クライアントの主訴】

「転職して間もなくから不眠があったが、最近は落ち着いている。状況は変わらないけど、受け入れることにしたら眠れるようになった。それでもストレスはあるのでスッキリしたい」

【クライアントが選んだ精油】

1フランキンセンス、2ベルガモット、3ペパーミント、4シダー

クライアントはアロマ初心者、色のイメージで配置。クライアントは精油を3本に絞れなかったため、4本になりました。

◆1本目はフランキンセンス↓黄色
俯瞰で見るという精油を「受容」「消化」に置いているので、今は自分の置かれている状況を客観的に俯瞰で見て、それを受け入れようとしている（本人の主訴のとおり）。

◆2本目はベルガモット↓濃紺
次の段階は、何もかもを完璧にしようとしないで、あるいは手放しで冬眠（休息）をしたい。

◆3本目はペパーミント↓緑色
交流とコミュニケーションで新しい芽を出そうとしている。新しいことを学ぶとか、新しいところへ行きたいと思っている（新しい視点）？

◆4本目はシダー→白

自信をつけて落ち着きたい（沈静）。成果を出す（夏）ことを望むのではなく、最終的には自信をつけて落ち着きたいのでは？　あるいは落ち着くことで自信がつくと思っているのでは？（本訴）

このようにカウンセリングをしたところ、「実は今の仕事を続けるかどうかを迷っていて、新しいこと（アロマ）を勉強したいとか、思っています。でも、アロマで成功したいとか、ビジネスで成功したいと思っているというよりは、わ

［ケーススタディ1］

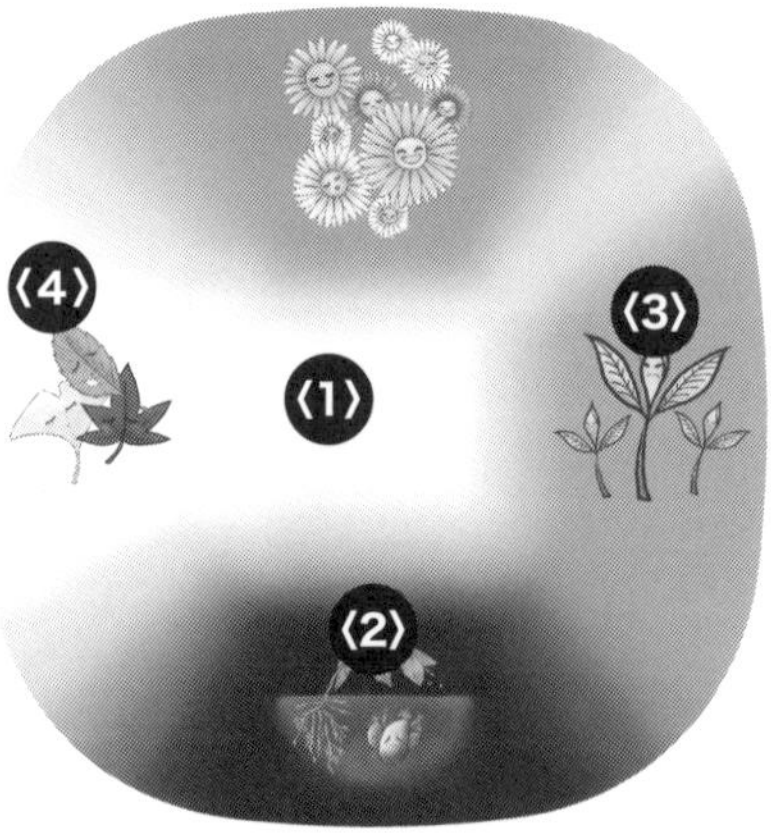

〈1〉フランキンセンス　〈2〉ベルガモット
〈3〉ペパーミント〈4〉シダー

ずらわしい人間関係から解放されたいと思っています」と教えてくれました。
スッキリしたい、という主訴だけでは、わからなかったクライアントのサロンの来店目的でした。トリートメント後は、アロマセラピーの学び方についてお話ししたところ、アロマ検定の勉強を始めると、目を輝かせて帰られました。

【2 オンラインセッション】

【クライアントの主訴】
両親のこと。母のことは解決したけど、父のこと。父には素直になれない。
素直に感謝したい（感謝の気持ちは持っている）。

【クライアントが選んだ精油】
1ジュニパー　2グレープフルーツ　3ジャスミン

◆1本目　ジュニパー↓木

ジュニパーはうっ滞除去作用が高く、浄化作用がある精油、精油のメッセージはサイキックプロテクト「外部からの影響を受けない」。木は怒りの場所で、父親への怒りがあるが「影響されない」ことが大事と考えます。

◆2本目　グレープフルーツ↓土

父親への怒りを感じないように言葉や態度を気にしないようにしていますが、グレープフルーツのメッセージである「手の中にある財産を味わう」を考えると、父親からもらったたくさんの「有形無形の財産・資産」をちゃんと味わい、土の「受容」が大事。グレープフルーツの消化促進作用も考慮すると、これ

[ケーススタディ2]

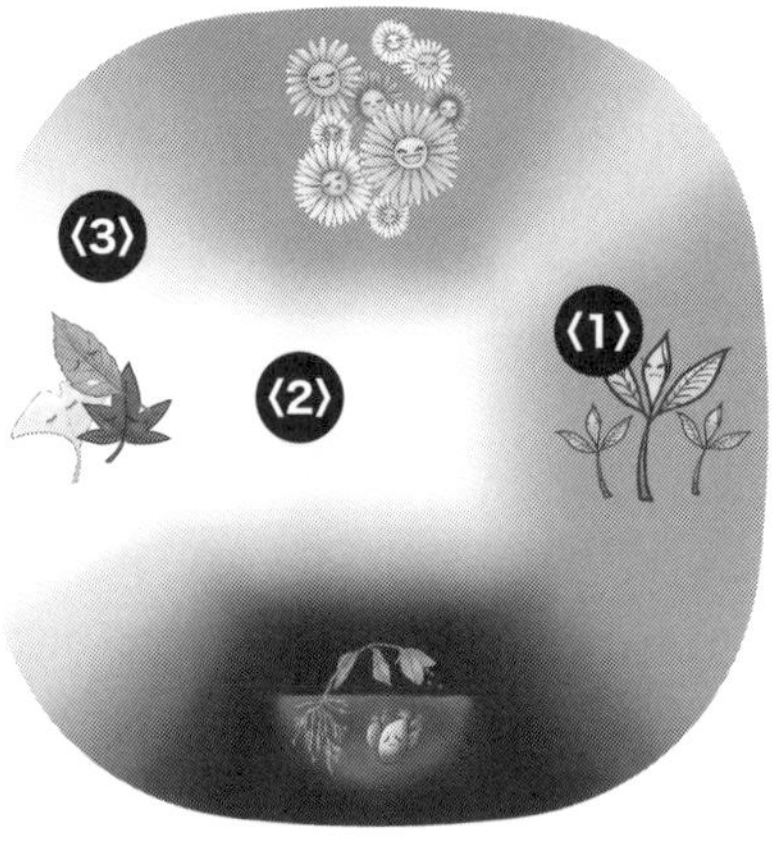

〈1〉ジュニパー　〈2〉グレープフルーツ　〈3〉ジャスミン

までの父親との出来事を消化する時間かもしれません。

◆3本目　ジャスミン↓火と金の間

火（夏）と金（秋）の間でやや金（秋）寄り、春の怒りを沈静させる秋。ジャスミンは鎮静作用があります。怒りだけでなく、痛みも抑えてリラックスしましょう。また精油には「対象を愛する」というメッセージがあります。父親をうとましいと思うのではなく、愛せるようになるということだと考えられます。

キーになるのはジュニパー「怒り」の場所にサイキックプロテクトのジュニパーがあることから、父親の言葉や態度をまともに受け取らないことも大事。

【クライアントの感想】

そうなりたい。気が楽になった。そういうふうに思っている、そういうふうにしたいんだろうなと思った。それでよいのだ。どうすればよいのかがわかった。

【3 オンラインセッション】

［クライアントの主訴］

夏になると太る。身体が重くて動きが悪い。

［クライアントが選んだ精油］

1イランイラン、2ユーカリレモン、3ローレル

◆1本目 イランイラン↓「木」のやや「火」寄り

リラックス作用や催淫作用の精油ですが、不整脈調整作用、血圧降下作用など循環を調える作用もあり、体内の流れを調えてくれます。木の成長や発展を見ると「動きが鈍る」とはいうものの、やる気はあるし、気持ちは上向き。

しかし、イランイランの精油のメッセージは現実逃避、あるいは「本能の望むことをやる」です。少し現実から離れて気持ちを切り替え、本当にやりたいこと、やるべきことを見つめることが大事で、考える時間にしたほうがいいかもしれません。

◆2本目　ユーカリレモン↓「金」

鎮静作用、抗炎症作用の精油なので、熱くなりすぎた身体や心をクールダウンします。金は沈静の秋です。

イランイランで「これをやらなければ死ねない！」くらいのミッションや夢が見つかったとして、それを実現することが目的ではなく、それを実現したら、落ち着いてユーカリのメッセージである「次世代につなぐ」ということに目を向けることになりそう。

◆3本目　ローレル↓土

消化吸収、受容の「土」は、これまでのことを全部受け入れて、自分のものとして咀嚼《そしゃく》するということ。さらに精油のメッセージは

[ケーススタディ3]

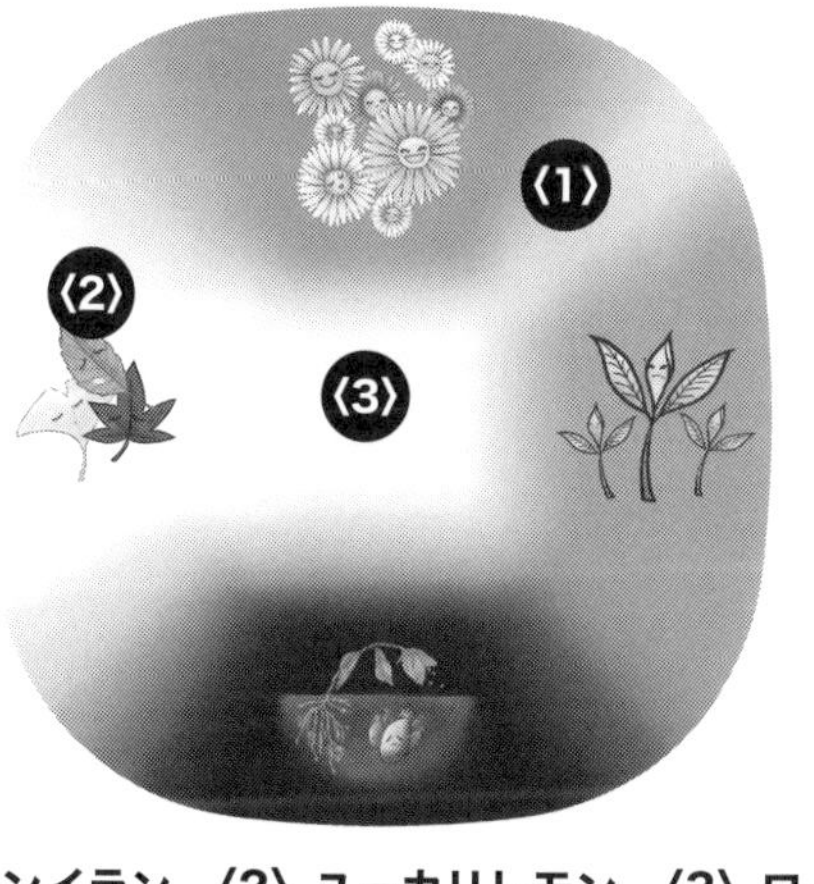

〈1〉イランイラン　〈2〉ユーカリレモン　〈3〉ローレル

「理想の私」なので、次世代につなぐことで初めて、自分の理想の姿に近づけると考えているのでは？

「夏に太る」ということからは離れたカウンセリング内容になりましたが、今の仕事をしている理由として、「それ（養成講座で教える技術）を知っている人が増えるとうれしい」「伝えていきたい」という目的があるようです。周囲の人から、ライバルが増えるのでは？といわれても、同じことができる人を増やしたいので、養成講座を続けていきたいと思っている、というお話でした。

また、仕事以外で力を注いでいる趣味についても、成果を出すよりも自分の姿を見て、「私もやりたい」という人が増えることが目的で頑張っているとのことでしたので、やはり「次世代につなぐ」ということが、本人にとっては理想の自分になるための要素でした。

最後に、これが「理想の循環」ですね、と話し、今日「身体の『循環』が気になる」といったこともつながっているのかもしれませんね、と笑っていました。

気香アロマアナリーゼを俯瞰《ふかん》で読むために

ケーススタディを読んでみて、いかがでしたでしょうか？　なるほどこのように読み解いて分析するのかと、おわかりいただけたでしょうか？

1番気になる精油からスタートして、左回りに「1本ずつ」説明し、読み解き、分析を行います。**真ん中（土）に精油がある場合は、それが何番目に入るのかをクライアントに確認する**必要があります。土は土用です。各季節の合間に入りますので、どこにでも入れることができるからです。

読み方は、精油の薬理作用や役割などを説明してから、五行のそれぞれの要素について説明をして、精油のメッセージや精油のキーワードなどをお伝えすることで、クライアントにもわかりやすく理解してもらえます。

分析について、ケーススタディ3の「3本目　ローレル↓土」を例にして解説します。

（1）精油が気香アロマアナリーゼ図のどこにあるのかを見る

五行の土は「脾臓（消化器）」なので、消化吸収、咀嚼《そしゃく》の場所。また土はいろいろなものを栄養素にして肥沃《ひよく》になり、植物を育てるので、いろいろなものを受け入れることも特徴です。

（2）精油は何を選んだのかを見る

「ローレル」を配置しました。ローレルは、鎮痛作用、鎮静作用、自律神経調整作用、抗微生物作用、去痰作用、抗カタル作用など幅広い薬理作用があり、万能精油です。どんなときにもどんな人にも役立つことができるこの精油に、私は「誰かに求められる自分の姿を見出す」役割（作用）があると考えています。私の作った精油のメッセージは「理想の私」です。

（3）（1）と（2）を総合的に伝える

五行の情報と精油の情報をまとめて、「理想の自分の姿」を「受け入れる」「受容する」あるいは「咀嚼する」することではないかと、分析しました。

このように1本ずつ読み解きますが、季節が連続しているように、**必ず前の季節が今の季節に影響しています。**気香アロマアナリーゼではこの連続性を意識して、1本目が2本目に、2本目が3本目に……とつながっているように読み解くことによって、クライアントにとって理解しやすい分析内容になります。

なお、セッションで選んでもらう精油が3本だったり、4本だったりするのは、クライアントが3本に絞れないということもありますし、クライアントが精油を選ぶことに慣れていないとか躊躇《ちゅうちょ》している場合は、「4本でもいいですよ」とおすすめしています。

気香アロマアナリーゼの目的は、クライアントが選んだ精油が、クライアントにどのような影響を及ぼしているのかという点を、精油の薬理作用や役目から説明することです。クライアントがその精油を使うことによって、積極的に自分自身のことや自分の置かれている状況に関わっていこうと思う気持ちになれるかどうかがポイントです。

何度も書いているとおり、これはセラピーであり、占いや予言ではありません。クライアントがアロマセラピーを受け、気持ちが明るくなり、自分の問題と向き合うことができ、自分で解決できる力があることを感じてもらえることが真のゴールなのです。

私たちアロマセラピストは、クライアントを診断や治療をすることはできません。アロマセラピーでできることは、クライアントの気分を変え、クライアントの視点を変え、クライアントの思考を変え、クライアントの行動を変え、クライアントの人生を変え、クライアントの運命を変えることなのです！

もちろん、いきなり運命まで変わるかどうかはわかりません。ただ、私たちアロマセラピストがそれを信じていなければ、クライアントはそれを実現することはできません。たった3～4本の精油かもしれませんが、私がベルガモット1本で人生が変わったように（興味のある方は、拙著『香りの心理分析　アロマアナリーゼ』をご覧ください）、この精油がクライアントの運命を変えることになるのかもしれない。そんな瞬間に立ち会っているのかもしれない。そのような意識を持つことが、アロマセラピストの「プロ意識」というものではないかと思うのです。

「俯瞰で読む」というのは、精油を気香アロマアナリーゼ図の全体から見るというだけでなく、**クライアントの生き方や人生なども視野にいれてアロマセラピーを提供する**ということなのです。

とはいうもの、最初から大きなところを目指すのではなく、小さな一歩から始めて、そこに向かえばよいのです。クライアントの気分を変えること。まずはそれを目指してください。

気香アロマアナリーゼの特徴

気香アロマアナリーゼは、木、火、土、金、水という五行で読みますが、季節で読むことに意味があると考えています。つまり、**流れを読む**ということです。

どれだけ好調な企業や、人気アイドルでも必ず「陰《かげ》」の差す日がやってきます。いつまでも絶頂の「夏」というわけにはいきません。そしていつも太陽の光を浴びているわけではありません。

どのような企業にも人にも、モノにも、必ず寒い冬がやってきます。それは必要な「冬」で、必要な陰なのです。しかし、誰もが絶頂から転落することを恐れます。

この幸せな日々が少しでも長く続きますようにと、願わない人はいません。それでも、病気になったり、けがをしたり、失敗したりするときが必ずやってくるのです。そのようなときに、私たちは悲観し、自分やまわりの人を恨んだり、あるいは絶望のあまり生きる気力を失ったりすることもあります。

私たちアロマセラピストは、このような時間を過ごしている人と出会う確率が非常に高いのではないでしょうか？　つまり、生きる気力を失い、やる気を失い、誰かを恨み、笑顔を失い、いっそのこと何も感じないように心を閉ざしてしまったほうが楽だとすら思ってしまっているような人たちです。

このような人たちに、「大丈夫。止まない雨はない。明けない夜はない」と言ったところで、聞く耳を持たないでしょう。

仮にそれを聞いたとしても、それはいつですか？　いつになったら雨は止むんですか？　雨が止んだら楽になるんですか？と、さらに苛立ちを強めるでしょう。

私は、このような人にこそ、気香アロマアナリーゼをおすすめしたいのです。

これまで説明してきたとおり、最初の1本が「現在地」です。自分の現在地がわかるだけでも少し安心しますが、その後どのような季節がやってきて、その季節をどのように過ごすのかが、精油によってわかります。

それは、たまたま出てきた精油です。それでも、自分の嗅覚が選んだ香りは、**今の自分に必要なエネルギー**として選ばれた精油です。それを補うことで、こんな自分になろうとしているんだ！ということがわかれば、間違いなく「前向き」に自分の人生を生きようと思えるはずです。


人生には季節がある。という当たり前のことを、絶頂期には忘れてしまいます。同じく停滞期にも忘れてしまいます。夏が暑過ぎる年もあるし、冷夏といわれる夏もあります。それでも必ず、暑さが和らぐ日が来て、冬になります。寒さが温む日が来て、夏になります。

また、夏のあとにもう一度春を迎えようと思うなら、秋も冬も経験しなければなりません。流れに逆らうことは無理なのです。無理を押し通そうとするから、身体と心が疲弊します。

このような当たり前のことを忘れてしまうほど、「正気」を失っているからつらいので、気香アロマアナリーゼは、**楽しみながらささやかな正気を取り戻していく**ものではないかと思っています。

アロマセラピストとして

また、アロマセラピストに気香療法の気香アロマアナリーゼをすすめる理由は、以下の4つです。改めて説明します。

(1)これまでに学んだアロマセラピーの知識を横断的に理解することができる
(2)クライアントに喜ばれるアロマセラピーを実現する
(3)喜ばれるアロマセラピーの提供ができることで自己肯定感が上がる
(4)さらに学ぶ意欲が上がる→(2)→(3)と、好循環が生まれる

(1)これまでに学んだアロマセラピーの知識を横断的に理解することができる

アロマセラピーを勉強している人、あるいはアロマセラピーの仕事を始めたばかりの人たちから多く寄せられる質問に「精油の知識に自信がない」「アロマセラピーに自信が持てない」というものがあります。

これは、私自身も起業当初は同じような悩みがありましたので、とてもよくわかります。精油の学名、科名、産地などをただ覚えて、成分や薬理作用もただ暗記していただけだと、どうしても記憶に残らないことが出てきます。そして、万一それを忘れて、注意事項や禁忌事項に触れるような使い方をしてしまったら、クライアントに迷惑がかかります。迷惑だけではなく、事故につながるのでは、と思うと、使える精油は数本しかありませんでした。

なぜ、これほどまでに精油について覚えられないのだろう？　興味がないわけではないし、もっと知りたいと思っているはずなのに……。

そこで作ったものが「精油ノート」「精油のプロフィールノート」です（詳しくは『香りの心理分析アロマアナリーゼ』）。そこで気づいたことは、精油を知る際に私たちは精油を2つの軸で見ていることです。

1つは、学名、科名、産地、芳香成分などの**「カテゴリー」という軸**。これは誰がいつ、どこで見ても同じ答えが出てきます。もう1つは、作用です。芳香成分から導き出される作用ではなく、臨床例や昔このように使われていた、などの伝承的な作用などの**「エピソード」という軸**。これは人によって違います。

この2つを同じ軸で見ると、化学成分にはその作用はないのにエピソードにはある、と戸惑い、迷います。これらをX軸とY軸の2次元で理解することで、点でバラバラだった情報が面になり、1枚のプロフィールページができあがります。

さらにこの1枚のページを「精油のメッセージ」と呼ばれる精油のニックネームやキャッチコピーを作ることで、精油の特徴や役割が端的にイメージできるようになります。

精油のメッセージまで作れるようになると、いつの間にか**精油について横断的に理解しているる**ことになります。自信を持って精油について説明できるようになっている自分に気づくでしょう。

（2）クライアントに喜ばれるアロマセラピーを実現する

アロマセラピーを仕事にしている人の多くは、自分自身がアロマセラピーに助けられたり、感動したりといった経験があるようです。そして、多くの人に自分と同じような喜びを提供したいと思って始めたのでしょう。

ところが、実際にアロマセラピーの仕事をしてみても、クライアントが本当に喜んでいるのか、いまひとつ実感が持てません。これでよいのかという、不安が拭えないということも多いでしょう。

しかし、気香アロマアナリーゼは、クライアントに精油の知識があってもなくてもできるし、目の前の気香アロマアナリーゼ図に精油を配置するだけで、現在地から未来への流れが読めるなんて「楽しい！」と、純粋に喜んでもらえます。

分析後、今後のことを相談したり、考えたりする時間にすることで、クライアントは素直に自分のことを話してくれるようになりますし、「今後この精油は自分をバックアップしてくれる」とわかったら、クライアントもその精油にシンパシィ（共感）を抱いてくれます。

アロマセラピーを伝えたい、アロマセラピーを広めたい、という思いがあるなら、それも叶えられます。

（3）喜ばれるアロマセラピーの提供ができることで自己肯定感が上がる

目の前のクライアントの目が輝き、喜ばれ、実際に「変わった」と報告されると、アロマセラピーに自信がないとか、精油について自信がないと思っていた気持ちより、クライアントに喜ばれるアロマセラピーを提供できる自分に誇りを持てるようになるはずです。

いつもこれでよかったのだろうかと、不安だったアロマセラピーの仕事にも手応えを感じられるようになり、自分を頼ってくれるクライアントの存在によって、自己肯定感が上がります。自分には目の前のクライアントに喜んでもらうことを提供できる。といった自己効力感も生まれます。

（4）さらに学ぶ意欲が上がる→（2）→（3）と好循環が生まれる

ここからが重要なのですが、クライアントに喜ばれると、もっといろいろな精油を用意したくなります。さらに精油の幅を広げ、精油の理解を広げ、となると、また精油のプロフィールを作り、精油のメッセージを作ります。

気がつくと、知っている精油の数が増えてゆき、アロマセラピーの専門家として、かなりの腕前となっているはずです。

同時にクライアントからの信頼も上がり、さらにクライアントも増え、喜ばれる機会も増えるでしょう。そしてまた、もっと精油を増やそう↓精油の勉強をしよう↓喜ばれる↓信頼される↓自己肯定感が上がる……と、好循環が生まれて仕事が楽しくなります。

気香療法では、第5章で触れる東洋思想と老子の教えから、人生を流れで見るという習慣が身につきます。

加えて、気香療法と気香アロマアナリーゼを学ぶと、次のように精神的に安定したアロマセラピストにもなれると考えています。

(5) 物事を善し悪しで判断するのではなく、陰陽で判断できるようになる

(6) 人生には流れがあるので、動くときと止まるときの心構えができる

(7) 他人と過去にこだわらなくなる

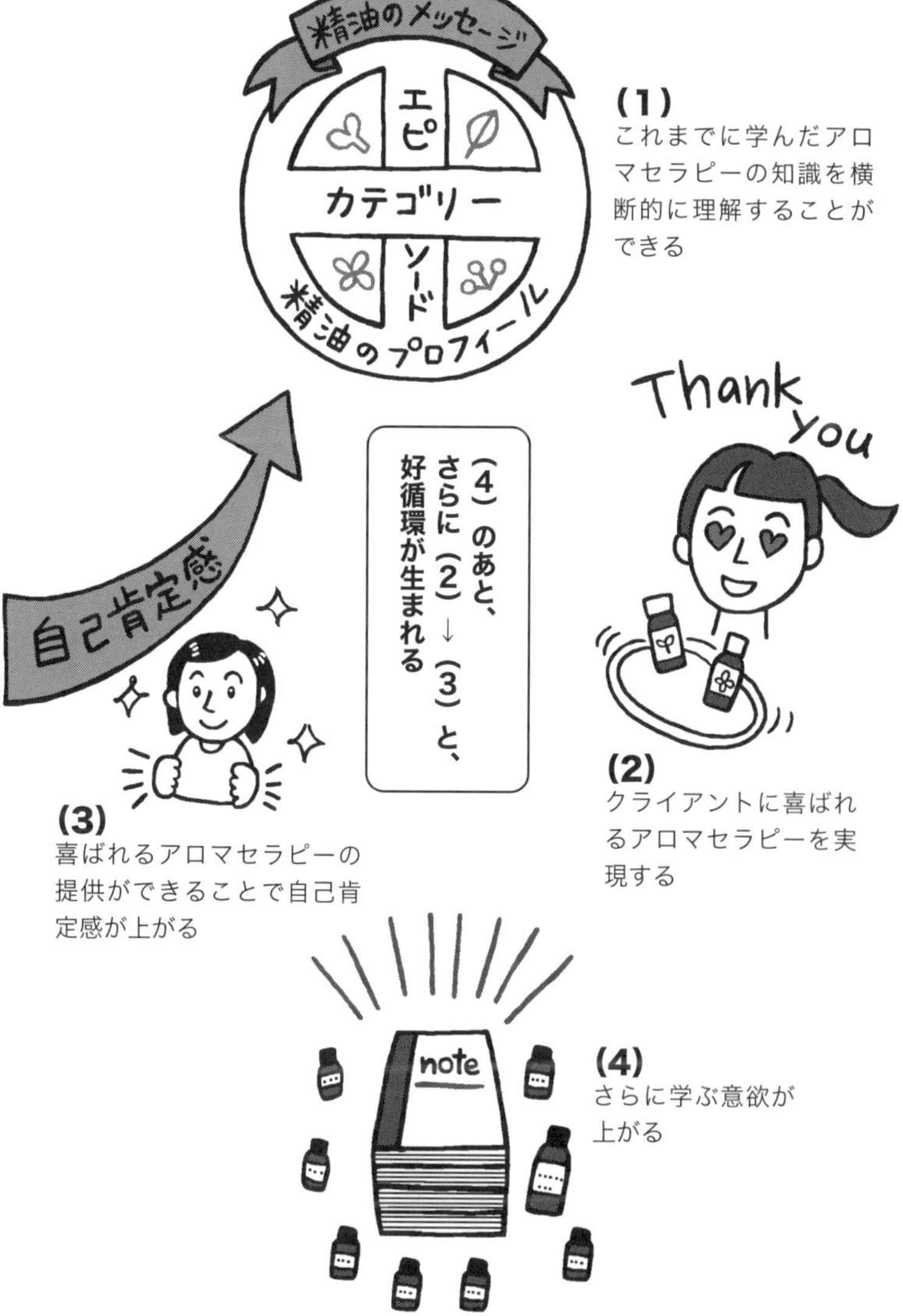
精油のメッセージ
エピソード
カテゴリー
精油のプロフィール
(1)
これまでに学んだアロマセラピーの知識を横断的に理解することができる
Thank you
(2)
クライアントに喜ばれるアロマセラピーを実現する
自己肯定感
(4) のあと、さらに (2) → (3) と、好循環が生まれる
(3)
喜ばれるアロマセラピーの提供ができることで自己肯定感が上がる
note
(4)
さらに学ぶ意欲が上がる

気香療法講座でのトリートメント実験

気香アロマアナリーゼで選んだ精油は、セッションやクラフトに使うこともできますが、私が最もおすすめしたい使用法は「アロマトリートメント」です。

気香アロマアナリーゼの思想の基となっている「気香療法」をアロマトリートメントに応用する方法をご紹介します。

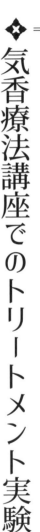

気香療法は、気と精油、気功とアロマセラピーの融合です。気功とは「気（エネルギー）を流し、その質を上げ、問題を解決すること」が目的です。気は私たちの身体だけでなく、自然環境や人間関係などの場にも存在します。これらの気を流し、調え、さらに質を上げて、関係の問題や心や身体の問題、ビジネスの問題などを解決することが目的です。

通常気功は、長い修行と鍛錬が必要ですが、気香療法は香り（精油）を使うことで、それを必要としません。アロマセラピーの優れた特徴の一つですが、精油を嗅ぐことによって、脳の視床下部、下垂体へと芳香分子が信号を送り、ホルモンバランス調整、自律神経調整を同時に行います。

気功では、気が大脳辺縁系に作用し、そこから視床下部が刺激を受け、自律神経、内分泌系、に作用することが東京電機大学の町好雄教授の研究でわかっています。つまり、アロマセラピーと気功はほとんど同じしくみであるということです。精油を使うことで気功に慣れていなくても、同じ効果を得ることができます。

というわけでアロマトリートメントは、気功である、といってもよいのかもしれません。しかしもちろん、気功には気功の特徴がありますので、完全に一致してはいません。

気香療法は、両者のよさを取り入れた簡単な考え方ですので、アロマセラピストであれば今日からでも実践できます。ぜひ実践してみてください。

第3章に書いたとおり、使う精油で気香アロマアナリーゼを行ったあと、クライアントの現在地とこれからどうなっていくのか？　あるいは、現在の不調の原因がわかったと思います。

「肩こり」という主訴であっても、「不本意な仕事を任された結果」だったことがわかれば、肩を重点的に触れることが正解ではないことがわかります。ではどこなのか？　それを探しながら触れていく必要があります。

このように考えながらアロマトリートメントをすると、**クライアントの身体から発せられる情報量が一気に増えます。**そして、「クライアントからの情報を受け取ろう」と思いながら触れることが何より重要です。

技術を学んで新しい手技を身につけたアロマセラピストは、ついついクライアントにこの手技、あの手技と「試したく」なります。もちろん、クライアントを思ってのことです。しかしそれは、クライアントの情報を受け取っているのではなく、セラピストの情報を提供していることになるのです。

気香療法では、**「相手の気を感じる」**ことを重要視します。相手の気を感じたうえで、その気に合わせた施術をします。相手の気が弱々しくしか感じられなければ優しく、強く強張っているように感じたらゆっくり沈めるように、と、相手に合わせて施術をします。

気香療法講座の中で、ある実験をしました。相手の気を感じるトリートメントの途中で、クライアントに気づかれないように、講師の私がいろいろな指示を出します。

「クライアントの幸せを祈って、愛を込めてトリートメントしてください」。

その結果、クライアントはどう感じたと思いますか？　皆さん、同じことを口にされました。

「重い」「ズドーンと急に重くなりました」と。「愛は重い」……覚えておいてください。

さらに、このような指示を出しました「今晩のおかずを何にするか考えてください」。これはトリートメントでもクライアントでもないことを考えてくださいという意味です。すると、「寂しかった」「スーッと冷えていく感じがしました」などでした。不思議でしょう？

クライアントは、これくらいセラピストの気、気配を繊細に感じているということです。

そして、**アロマセラピストの思いや気持ちは、知らず知らずにクライアントに通じている**ということです。

セラピーやカウンセリングの基本姿勢は、いついかなる場合も「相手への関心と尊敬」です。アロマトリートメントでは、クライアントの未来像を描きつつ、クライアントから発せられる情報を受け取ろうとすることで、技術力以上のクライアントの満足度が得られるようになるはずです。

なかなかリピートしてもらえない、とお悩みのアロマセラピストさんは、ぜひ実践してください。くれぐれも、重い愛を与え続けることや、寂しい思いをさせないように。

第４章の気づきと発見のヒント

□３つのケーススタディで効果を知る
□俯瞰で分析するためには何をするか？
□気香療法オリエンタルアロマアナリーゼの特徴
□アロマセラピストが気香アロマアナリーゼを行うメリット
□気香療法講座でのトリートメント実験

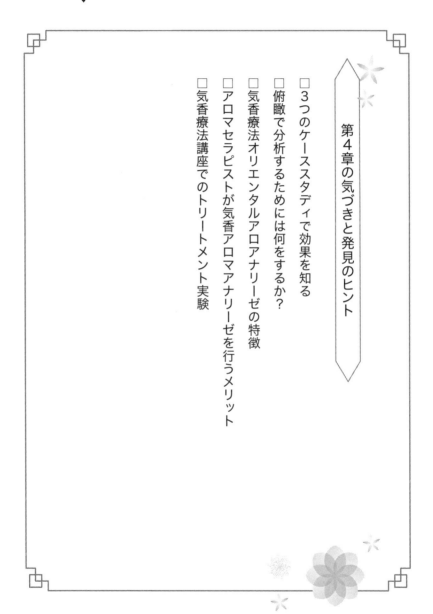

第5章 東洋思想と老子の教え

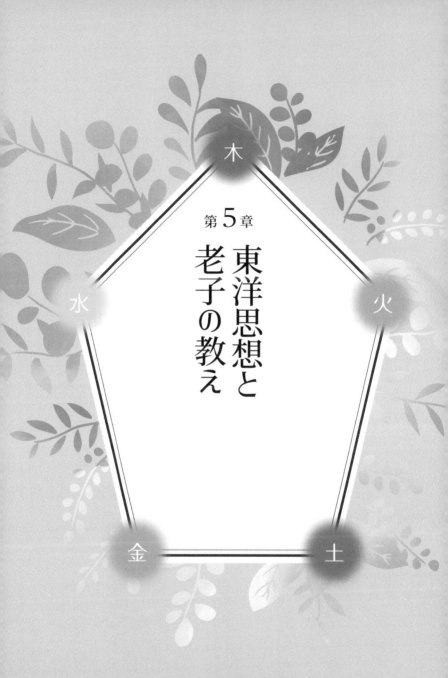

陰陽五行思想

気香療法と気香アロマアナリーゼは東洋思想をベースに確立しました。中医学や東洋医学も東洋思想をもとにしているなど、多くの代替療法で用いられる基本思想です。この思想を知っていると、カウンセリングやセラピーだけでなく、人生においても考えの拠り所ができることでしょう。

これからお伝えすることは、膨大な東洋思想のごく一部にすぎません。東洋思想はさまざまな視点から解釈のできるものですが、ここでは私が学び、アロマセラピーに活かした経験をもとに、**私なりに解釈する「東洋思想」**をお伝えします。

東洋思想の基本思想は、絶対ではなく、**相対**です。ここにあることが絶対だと思うのではなく、それぞれの視点で相対的に考えてもらえると、よりご自身の知識の幅と思考の柔軟性が高まるものと思います。

東洋思想における、陰陽五行という考え方は、世の中で起こる森羅万象を影と光、そして五つの要素に分類することでシンプルにわかりやすく理解する方法です。私たちが日々悩まされている問題は、陰陽という二極と、五行という5つの要素に分類してみると、案外対処のできる問題が多いと気づかされます。

まずは基本となる二極と五分類が、どのような考え方で成り立っているかを説明します。

陰陽とは「影と光」

「太陽の光を浴びている部分があれば、その裏側に影ができる」ということです。それ自体は、決して難しいことでも珍しいことでもありません。誰もが知っていることです。しかし、この意味を考えることが、陰陽思想では大切なことなのです。

光を浴びている＝輝き、注目、賞賛のようなイメージがあり、裏側の影＝暗い、存在感がない、蔑《ないがし》ろにされているようなイメージがあるかもしれません。しかし、陰陽思想で大事なことは、このような存在の絶対的なイメージや意味を捉えるのではなく、**相対的にどのような関係性であるか**を理解することです。

つまり、太陽の光を感じられるのは「影」があるからです。

「光の魔術師」と呼ばれたレンブラントという画家をご存知でしょうか？「夜警」という絵

画が有名です。なぜ光の魔術師といわれるのかというと、彼の絵には影が描かれていたからです。光の当たっている部分以外を「影」として描いたため、光が光として輝いて見えたのです。

このように、光を感じようとすれば、影を感じなければならない。影も同様に、光があるからこそ、その暗さが「影」であることがわかります。陰陽は、相手があるから自分が存在するという関係性で、どちらかだけが重要なわけではありません。そのことをまず理解してください。

先ほど挙げた光と影のイメージを持ってしまうと、光がよいこと、好ましいことで、影は残念なことという印象を受けますが、そうではありません。**光も影も物事には必要な側面**で、光の存在も影の存在もお互いが助け合っているのです。

陰極まれば陽に転ず。陽極まれば陰に転ず

「極まる」というのは、充実した状態を指します。陽を極めた状態、光を浴び、頂点に達したら、その光には影が差すということです。

たとえば夏至。太陽が一番長く出ている日です。しかし、夏至を境にして太陽の出る時間は短くなります。もしも、太陽の出る時間がどんどん増える一方であったら、それはそう考えるだけで恐ろしいことです。

これは人間にも当てはまることかもしれません。人気絶頂のアイドルもいつまでも頂点にとどまることはできず、新しいアイドルが台頭し、その座を譲ることになります。あるいは本人が選んで、アイドルという立場を降りることもあるでしょう。

いずれにしてもその光は、本人から遠ざかっていくことになります。これを永遠にキープしようとすると、非常に苦しいことになるでしょう。

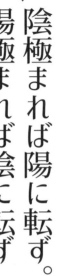

一方、太陽の当たる時間の短い冬は、気持ちが落ち込んでしまいますが、日一日と太陽が私たちの上に止まる時間は伸び、冬至を境に夜の時間と昼の時間は逆転します。

人も同じです。どのような仕事も始めたときは新人です。何もわからないし、できないことばかりで、先輩たちの活躍が眩しく見えるものです。

しかし、ここで腐らずに日々研鑽を続けていれば、まぶしく見えた先輩のポジションに立っていることに気づく日が来るのです。もちろん、その後同じように後輩が台頭してきて、自分の光のポジションを明け渡すことになります。

え？ せっかくそこまで進んだのに、元いた場所に戻ってしまうのですか⁉と思うかもしれませんが、「戻る」のではなく「転化」するのです。これを、陰陽思想では「転化」と表現します。光から影へ移行、陽から陰へ移行、そして逆もしかりですが、元にいた場所へ単純に戻るのではなく、質の変化を経て戻ると考えられています。

先ほど例に出したアイドルが自らその立場を降りるという場合、転落・没落と他人は言うかもしれません。しかし本人は自分の創りたい世界やアートを見出していて、それを実現するためにアイドルという肩書きを捨てたのかもしれません。そうであれば、それは「転化」ということになります。

アイドルという現象だけを見ると、転落に見えても、実際には質が大きく変わっている「上昇」なのかもしれません。

私たちは生きている中で、何度か「あれは無駄だった」とか「損をした」と思う場面があったかもしれません。しかし、**その経験は必ず自分の糧となって、その経験をしていなかった自分とは違う自分になっている**はずなのです。転落ということは、決してありません。転化しているのだと思ってください。これは、慰めや気休めで言っているのではなく、その意味がわかるときが必ずやってきます。

陰陽の関係

「転化」という言葉を先に出してしまいましたが、陰陽の関係性には

・依存
・対立
・消長
・転化

の4つがあります。そしてこれらによって、陰陽は常にバランスをとろうとしています。

陰陽の関係でよく例に出されるもので「男女」があります。

男と女の依存関係。ダメンズとかヒモ男や彼氏の言いなりの女性をイメージしてしまいますが、それだけではなく、たとえば「子孫を残す」ときには、原則的には女性は男性がいな

ければできないし、男性も女性がいなければ実現できません。このように相手の存在がなければ成立しない関係を依存といいます。

男と女の対立関係。男女の対立というとバチバチっとにらみ合っているようなイメージですが、それだけではありません。実は誰でも**自分の中に、女性性と男性性という対立した性質を持っています**。拮抗《きっこう》した性質を持つことで、バランスを保とうとする関係が対立関係です。

男と女の消長関係。消長というのは、どちらかが多いとどちらかが少なくなるという関係です。先ほどの女性性と男性性で説明すると、女性であっても男性性が優位なときは、社会的な価値を高めることに注力しているかもしれません。その場合、家庭がおろそかになると思うかもしれません。

この女性性、男性性のイメージは、私個人のものです。女性性こそ社会的な価値で、家庭を守るのは男性性のたくましさだと思う人もいると思いますが、その考えを否定するものではありません。このように、他方が増えると他方が減るシーソーの関係であるということです。

そして前述している「転化」。男と女の転化関係って、どのようなものでしょう？　質が変わっていく関係性とは?

最初は恋人同士だった男女が、夫婦になり、家族になり、やがて子どもたちが巣立ち、老夫婦になったとすれば、明らかに二人の関係性は同じ「男女」であっても、質が変わっています。このような関係を「転化」といいます。

この4つの関係性で、**陰陽のどちらかが強くなったり弱くなったりしながら、バランスをとろうとしている**のです。バランスを無視して行動したり、考えたりすると、どこかに無理が生じるために、思う結果が出ないだけでなく、病気や不調になることがあります。

陰陽のエネルギー

陰陽のエネルギーは、**陰は「広がりたい（遠心）」陽は「集まりたい（求心）」**です。

次ページにあるように、心が陰で身体が陽であるとされていることは、とても興味深いことだと思っています。心は広がりたがる。心には実体はありません。その気になれば無限に広がることができます。

一方で、肉体が陽であることも多くの人が納得するところでしょう。筋肉はできるだけかたく引き締まりたいもの。広がってしまうよりもきゅっと締まっていたほうが、見た目がよいだけでなく、エネルギー効率もよいはずです。

しかしアロマトリートメントの目的は、筋肉を引き締めるよりも緩めることが目的であることが多くなります。結果として肉体よりも心の効果が高くなるのでしょう。ちなみに、エ

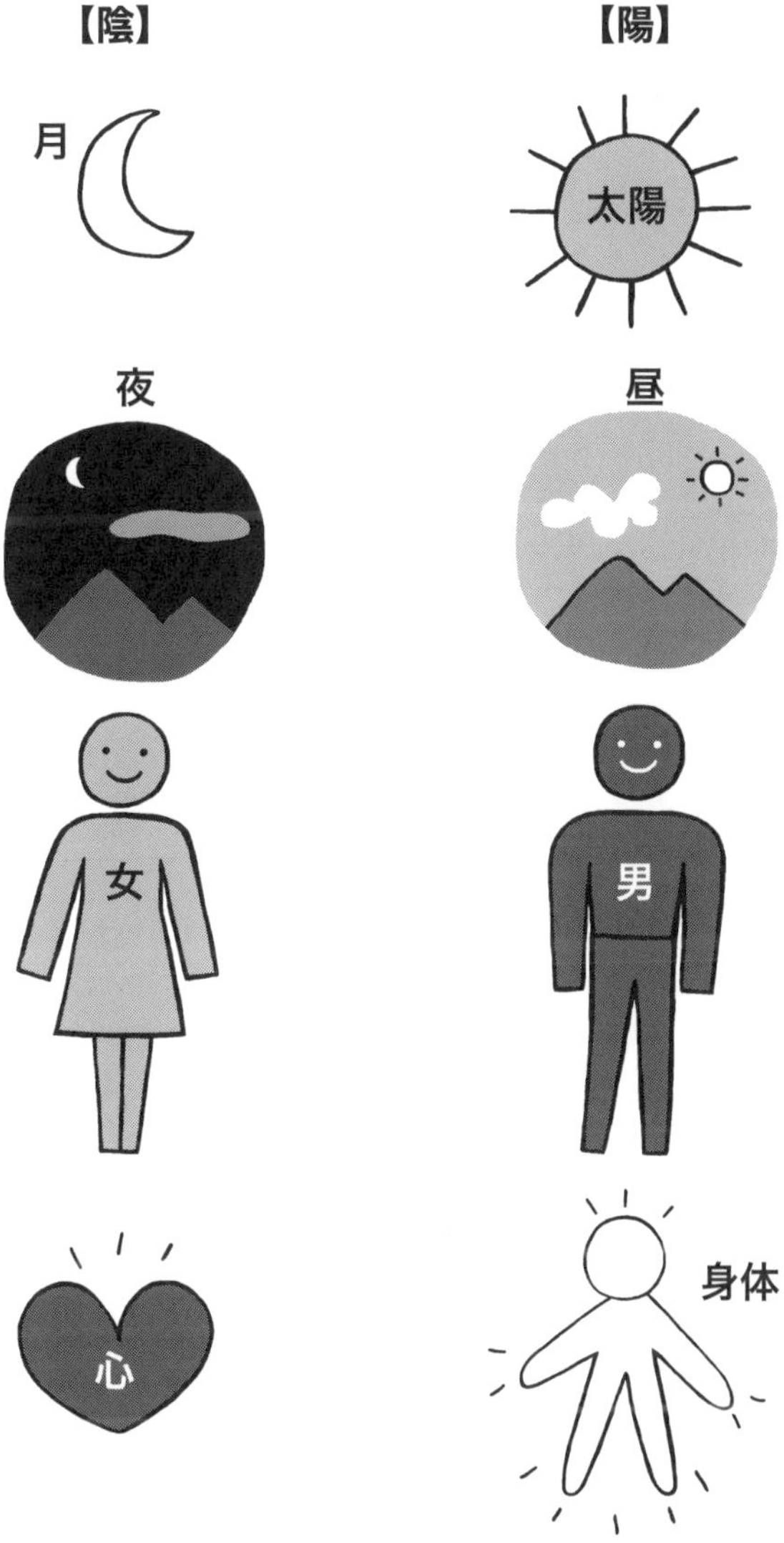
【陰】
【陽】
月
太陽
夜
昼
女
男
心
身体

フルラージュという手技は、遠心性です。広がる施術なので「陰」の技術となります。心のトリートメントを重視した技術と考えられます。

一方、指圧や強い圧迫は求心性なので、「陽」の技術となります。肉体の活性を重視した技術といえるでしょう。エフルラージュを多用する西洋の技術は陰の技術で、指圧を多用する東洋の技術は陽の技術です。このように技術にも陰陽があります。そしてその目的が違うことがわかります。

ただし、陰陽は相対的なものですので、常に心が陰なのかというとそうではなく、極まることで陽となることもあります。つまり広がることをやめて集中するときがやってくるということです。

肉体も常に集中するわけではなく、緩みたいときもあります。状態は常に変わりながら、それでも心と肉体の関係性を保って存在していることを陰陽の関係といいます。

五行と循環

地球上にある要素を5つに分類し、それぞれの役目と関係性をわかりやすくした思想です。それは、**太陽（火）、樹木（木）、大地（土）、河（水）、鉱物（金）の5つの要素**に分かれます（下図）。

五行思想とは、すべての構造はこの5つの関係性とバランスで成り立っているという考え方です。

自然界も私たちの体内も、同様に「水」が

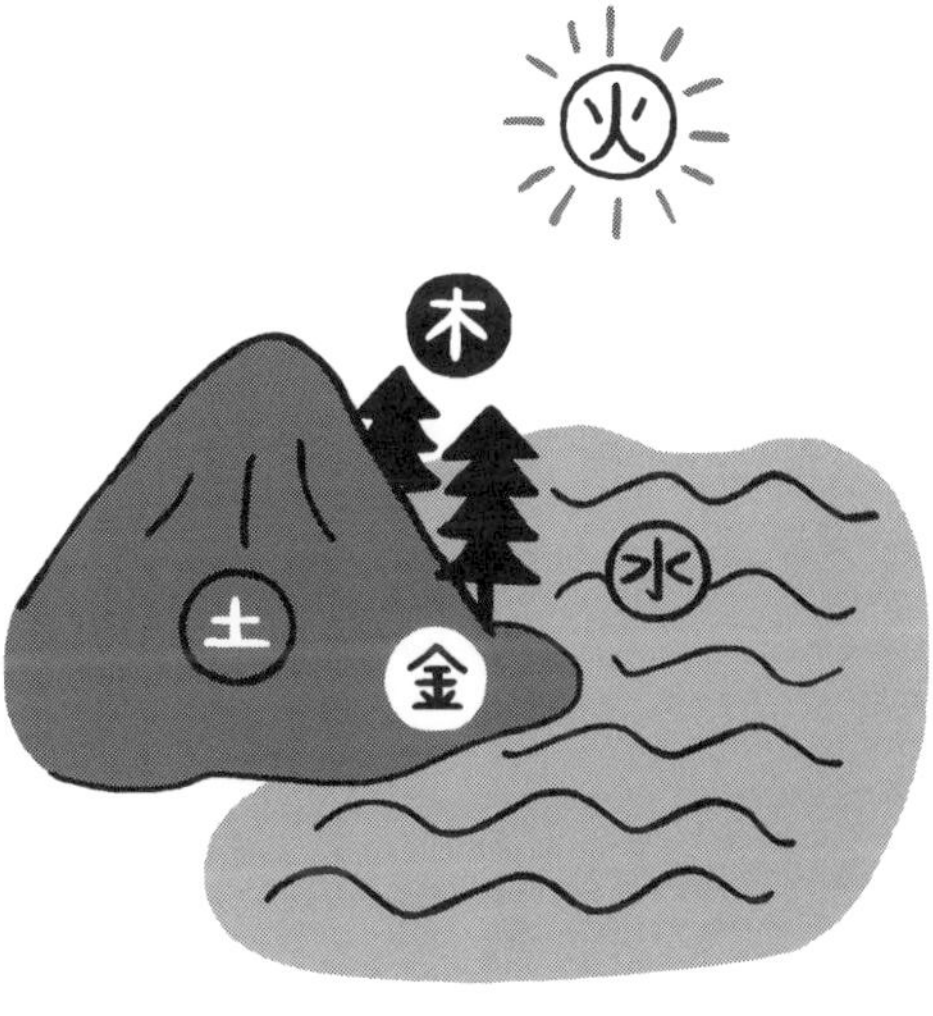

循環していることが健康な状態です。水が足りない、水が多すぎるとなると、天候では異常気象といわれ、人間では病気となります。

したがって、健康な状態は自然界も人体も、水を循環させることからスタートします。そのために最初に働く要素は何でしょうか？

太陽です。

太陽が一面にエネルギーを注ぐことで、河の水が蒸発し、雲を作ります。雲から雨を大地に降らせて、樹木は水分を恵み、大地に眠る鉱物たちは大きくなります。

このようにいわれると、太陽の光があふれ、青々と繁る緑が輝き、大河のきらめきが見えてくるようではないでしょうか？　五行観では大事なイメージなので、覚えておいてください。

私たちの身体に対応する「自然」

「火」である太陽に当たる臓器は、心臓です。心臓が働くことで、全身にエネルギーが満ち、それぞれの臓器が活発に働き始めます。

そして「水」に当たる臓器、腎臓が働き始めます。腎臓は尿を作る臓器なので、水と関係があることは、わかりやすいのではないでしょうか?

最近の医学研究で、腎臓は人体ネットワークの要《かなめ》であることがわかってきていますが、東洋医学では、「水」は「命の本《ほん》」といわれ、生命をコントロールする最も重要な臓器であるとされています。したがって東洋医学では、水を大切にすること、水の循環が健康に欠かせない条件としています。

この考え方は、とても理にかなっていると思いませんか? 自然界では水が何より大切です。金（鉱物）や木なども大事ですが、いずれも水なしでは存在できません。

「水」の私の体験を1つお話ししましょう。

私はメニエル氏症候群という病気になった経験があります。最初の症状は、耳鳴りです。耳鳴りからめまい、そして倦怠感やうつ症状が出ます。

耳鳴りから始まるこの病気は、「水」の病気なのです。腎臓は水と関係があるので「水」とといいましたが、耳にも水が入っています。三半規管といわれる水平を保つための器官には、リンパ液が充満しています。この水の量が、枯れたり増えすぎたりすると、めまいを起こします。

メニエル氏症候群は、ストレスが原因とされていますが、ストレスと最初に向き合う臓器は腎臓で、コルチゾールと呼ばれる抗ストレスホルモンを分泌します。厳密には副腎皮質ですが、東洋思想では腎臓に副腎も含まれますので、「水」の役目です。

ストレスにさらされ、「水」が枯渇してしまったのかもしれません。たったそれだけで、私は体力を失っただけでなく、生きる気力を奪われたと感じました。

ここでいう「水」は、H_2Oを指すことももちろんありますが、いわゆる「水を得た魚」の「水」

[それぞれの役割]

五行	木	火	土	金	水
五臓	肝臓	心臓	脾臓（消化器）	肺（臓）	腎臓
五器官	目	舌	口	鼻	耳
五感情	怒り	喜び	思う	悲しみ	恐怖
五色	緑	赤	黄	白	黒
特徴	成長、発展	炎上、上昇、温熱	受容、生成、収穫	変革、支配	寒涼、閉蔵、潤下
働き	伸びやかなエネルギー	活力あふれるエネルギー	エネルギーの統合と配分	穏やかなエネルギー	安定エネルギー

のように、自分が活き活きといられる場所やモノ・コトなどを指すこともあります。

私はアロマセラピーに出会ったことで、私の「水」を得ました。その結果、メニエル氏症候群から解放されたし、今の私が存在します。

耳の病気は見過ごさないでください。耳鳴り、突発性難聴など、耳の病気は腎臓からのサインであることが多いです。腎臓はストレスと戦う臓器。耳の治療はもちろんですが、併せてストレスを軽減、あるいは解消する方法を見つけてください。

「水」の色は黒なのですが、面白いことに黒色に関係のある精油には、腎臓強壮作用のあるものが多いのです。ジュニパーベリー（黒い実）、ブラックペッパー、ブラックスプルースなどの精油がこれにあたります。

水は命の本です。大事にしてください。これらの精油を使うこともプラスになります。

五行それぞれに対して、臓器と関係器官があります。臓器は体内にあるため、様子がわかりませんが、関係器官と呼ばれる器官から臓器の様子がわかります。

肝臓の状態は目に現れます。目が赤くなったときには、肝臓が充血しています。目が黄色っぽくなったときには、肝臓に脂肪が溜まってきているかもしれません。

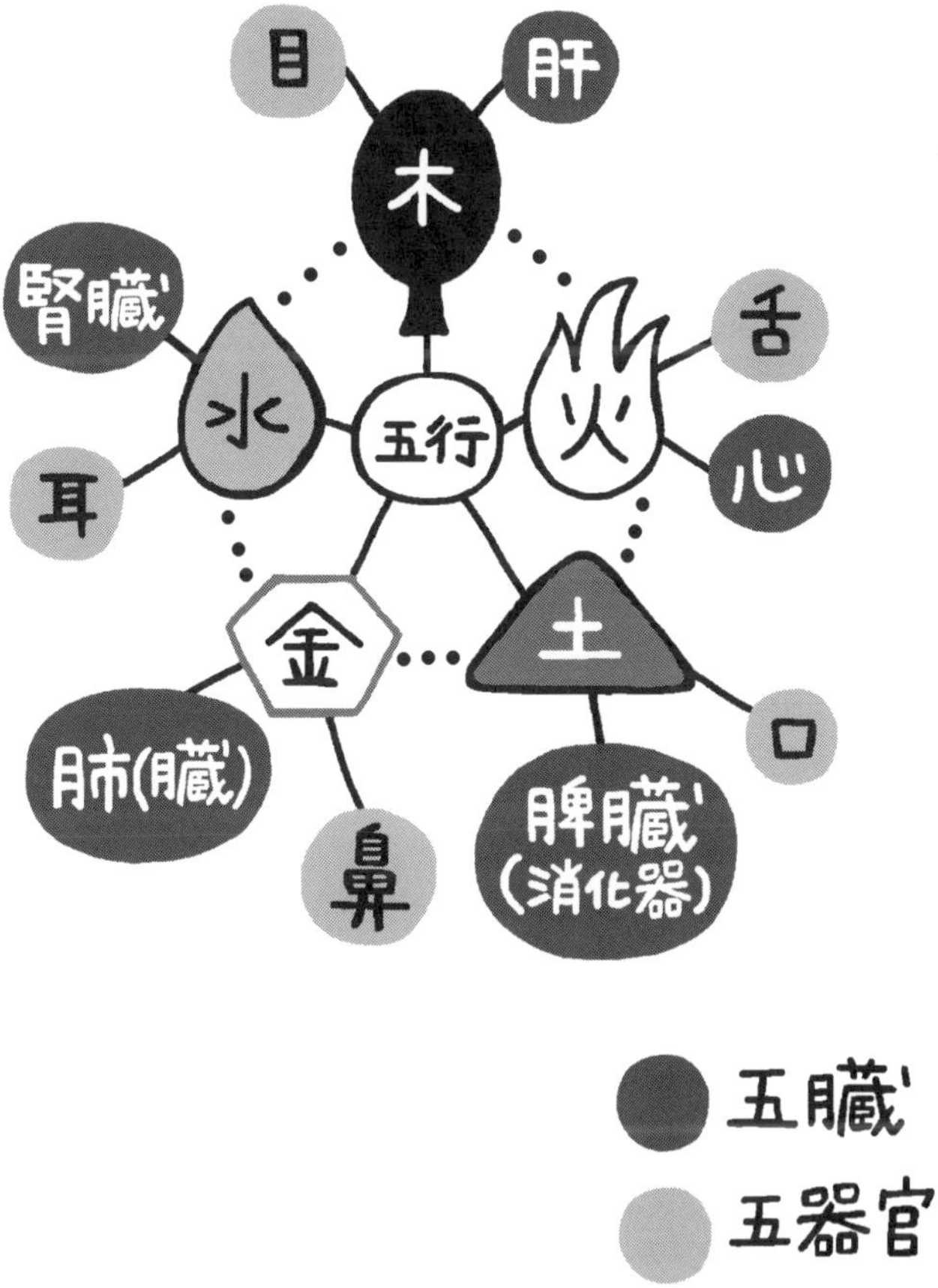
目
肝
木
腎臓
舌
水
五行
火
耳
心
土
金
口
肺(臓)
脾臓
(消化器)
鼻
五臓
五器官

心臓の状態は舌に現れます。舌を出したときにゆがんだり、震えたりしたときには、心臓に疾患があるかもしれません。色が赤すぎたり、紫になっていたりするときも気をつけてください。

「土」は、脾臓という臓器なのですが、西洋医学で言う脾臓とは少し違い、消化器を指します。したがって胃を表すと思ってください。

消化器の状態は口に現れます。口のまわりに吹き出物ができたり、口角が切れたりした場合は胃が荒れています。食事に気をつけましょう。

肺の状態は鼻に出ます。鼻水が出る、鼻が詰まるなどは肺が炎症を起こしているかもしれません。暖かくして過ごしましょう。

腎臓の状態は耳に出ます。これは先ほど書いたとおりです。耳の病気は腎臓が弱っているサインです。ストレス解消、ストレスの軽減を試みてください。

さらに、五行には感情もあります。私の例ばかりで恐縮ですが、メニエル氏症候群は「水」の病気です。水の感情は「恐怖」。恐怖・不安という感情によって傷つくのが腎臓です。

当時の私は、自分の存在価値を見失っていて、自分がここにいる理由がないのではないか？　自分の居場所がなくなるのではないかという恐怖と不安がありました。この感情に気づいていたら、メニエル氏症候群はもっと早く手放せたかもしれません。

ここでもう1つ例を挙げます。治療が難しいといわれる花粉症です。

花粉症は、鼻水やくしゃみが主な症状なので、「金」のトラブルとされます。

「金」は鉱物のことです。土の中で見つかる鉱物「金」は、「土」の中に描くことが多いです。土の中に存在するのですが、金の存在感は明確で、土との境界がくっきりとしていることも「金」の特徴です。

「金」は「境界」が特徴の要素でもあるのです。外界と内界を区切る「境界」を表す臓器や器官が「金」となります。肺は、外気を取り入れ、内気を排出する場所で、内と外の境界です。鼻も同じ。このように考えた場合、これらも「金」になります。

・皮膚（水や栄養を吸収し、汗によって不要なものを出す）

・腸（食べたものを吸収し、不要なものを排泄）

さらに、境界ということで、「人間関係」も「金」にあたるのではないか？　といわれています。

花粉症になると、鼻やくしゃみだけでなく、皮膚が荒れる人もいるでしょう。また、毎年花粉症対策にヨーグルトが紹介されたり、腸内細菌の見直しが促されたりします。やはり腸内環境は花粉症によさそうです。「人間関係」も見直してみては？というのは、私の意見です。

金のトラブルであるということは、人間関係もその原因に入ります。感情は「悲しみ」です。悲しみによって傷ついています。あなたを悲しい気持ちにさせてしまう人間関係があるのでは？なんて、思うのですが、いかがでしょう？

175ページの表で「五行の役割」についてお伝えしました。それぞれの要素のエネルギーの方向です。簡単に言い表してしまったので、言葉が足りない部分もあるのですが、**どちらに向かっているのか**というイメージだけでも持てたら、気香アロマアナリーゼを実践する際に役に立つはずです。

五行については、さまざまな情報が入っているのですが、最低限知っておくとよいことだけ書きました。

もっと詳しく知りたいという場合は、ぜひ講座を受講してください。

「三宝」という考え方

東洋思想では、陰陽五行観はよく聞く言葉だと思うのですが、気香療法講座ではそれに加えて三宝という考え方をお伝えしています。

- **精《せい》　親からもらった肉体や器質**
- **気《き》　生命エネルギー**
- **神《しん》　輝き、魅力、個性**

という3つの要素です。

この説明の前に、私たちの成り立ちについて簡単に説明をする必要があります。

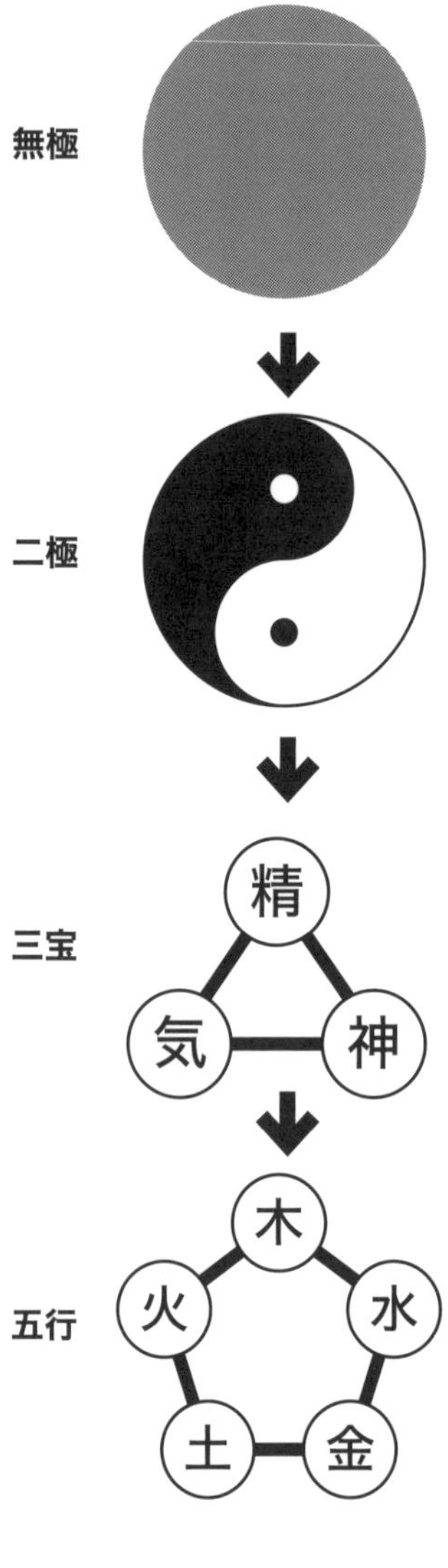

「道は一を生じ、一は二を生じ二は三を生じ、三は万物を生ず」（老子）

老子の教えに「道は一を生じ、一は二を生じ、二は三を生じ、三は万物を生ず」というものがあります。すべてのものは一から始まり、二つに分かれ、それが三つになるとあらゆるものが生まれるということです。

たとえば、私たちの発生を考えてみてもわかるかと思います。胎児は性別がありません。そのうち男子か女子かという二極が生まれます。そして人格（キャラクター）の原形が作られます。そしてこの世に誕生して、臓器が作られ、感情が生まれます。

すべてのものは、このように生まれているのだというのが老子の教えです。陰陽と五行の間に、三宝という要素があるのです。これからお伝えする三宝という要素を知っておくと、今起こっている問題を、シンプルに理解することに役立ちます。

私たちが問題としていることには、感情の問題や臓器の不調があります。私の何が傷ついているのか、私の何に影が差してしまったのかを知ることで、向き合うべき問題がわかりやすくなります。

その判断の元となるのが、この3種類です。

1つは、肉体的に傷ついてしまって、思うように身体を使うことができない。（精《せい》）

1つは、心が傷ついてしまって、前に進むことができない。（気《き》）

1つは、自分自身を否定してしまって、自分らしさを発揮できない。（神《しん》）

このいずれか、あるいはすべてかもしれませんが、一番傷ついてしまったところは何だろう？　あるいは、これさえ修復できれば元気になれるというところは何だろう？　と考えてみるのです。

肉体的に傷ついた、というのであれば「精」を補う必要があり、心が傷ついたのであれば「気」を補い、自分らしさを発揮できないのであれば「神」を補うことが必要です。補う方法については、のちほど触れますが、私たちは問題に直面したとき、いろいろなところに問題があるように感じてしまいます。そのため、本当の問題の大きさ以上に負担に感じてしまったり、逆に重たい問題を軽視し過ぎて大問題にしてしまったりします。

精の問題か、気の問題か、神の問題かと分けてみたら、案外解決すべきことがシンプルに見えてくるのです。もちろんそれぞれが相互に関わっているので、同時に着手しなければならないこともありますが、優先順位はあるはずです。

私の乳がんという問題も、肉体の問題のように思えますが、よくよく自分と向き合ってみたら、私自身の悩みは、この病気によって自分らしさが失われるのでは？　女性らしさが失われるのでは?ということでした。自分の悩みの根源を見つけたら、私が思う女性らしさについて考えて、精油で補うことができないか？　服装で補うことはできないか?と、考えていくだけでした。

したがって、私は早い段階で、乳がんに対する問題を解決し、そのための行動については迷いなく決断できました。

ここに書いたとおり、補う方法は、そのために何をしたらいいのか？　何が欲しいのか？を考えることから始まります。精油やハーブで補えるものならそれでもよいし、鍛えることや専門家に相談することだと思えば、それを選択すればよいのです。

問題は複雑化する

先ほども少し触れましたが、私たちは問題に直面したときに、その問題を大げさに捉え過ぎたり、過小評価したりします。その結果、問題解決に時間を要したり、お金をかけてしまったりすることがあります。

「道は一を生じ、一は二を生じ、二は三を生じ、三は万物を生ず」なのです。

すべての出来事は、最初の「球」のままではいられません。1人で始めたことが、相棒ができて、仲間できて、組織になると、自分1人で解決していた問題が、合議制になったり、多数決になったりしてきます。すると、我慢する人、不満を持つ人が現れます。こうなると、問題はどんどん複雑になります。

独身だったはずが夫婦になり、家族になると、親戚ができて、あれも私が解決するの？

これも私の問題？　え？　これも？　ということになりませんか？　そうなると、誰にお伺いを立てるのが筋なのか、どこからお金を出すのが筋なのか、どうすれば丸く収まるのか、と、どんどん頭を悩ませることになります。

私たちのお仕事には、身体や心の悩みだけでなく、このような悩みを抱えるクライアントと接することも多くあります。解決することが目的ではないにしても、私たちも一緒になって「たいへん」と頭を抱えるのではなく、施術をきっかけに、すっきりと道筋が見えてくるとよいですよね。

複雑な問題をシンプルにする東洋思想的発想

先ほどからいうように、このような問題は大きさを正確に把握していないことも、悩ませる原因となっています。その問題の大きさや考え方を整理することに、東洋思想は役に立ちます。

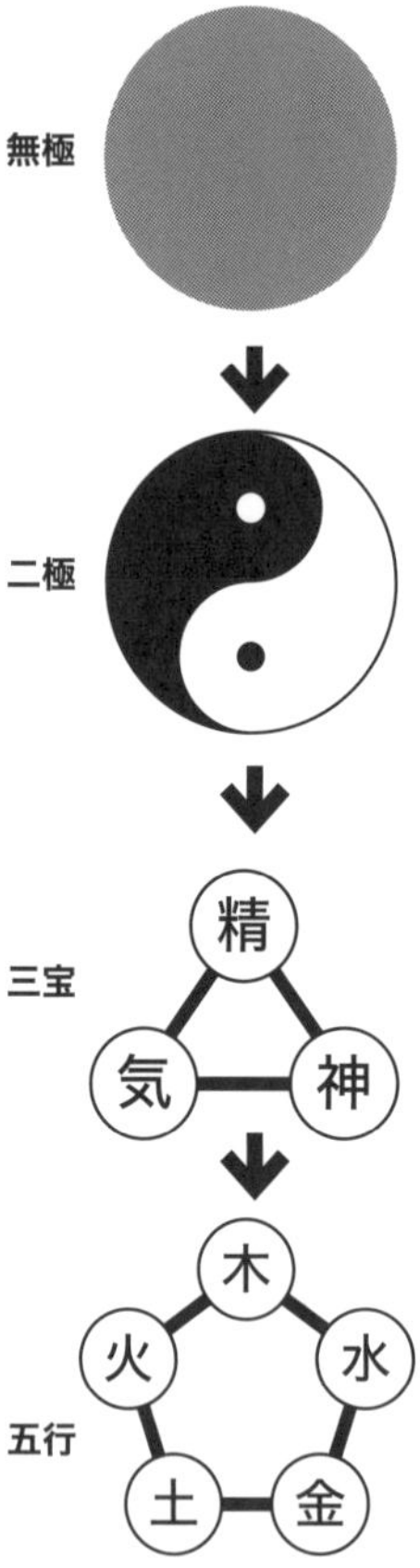

このように問題が複雑になったのであれば、これを逆回転させて、「無極」の状態に戻してあげればよいのです。

矢印を逆転して考えてみましょう。

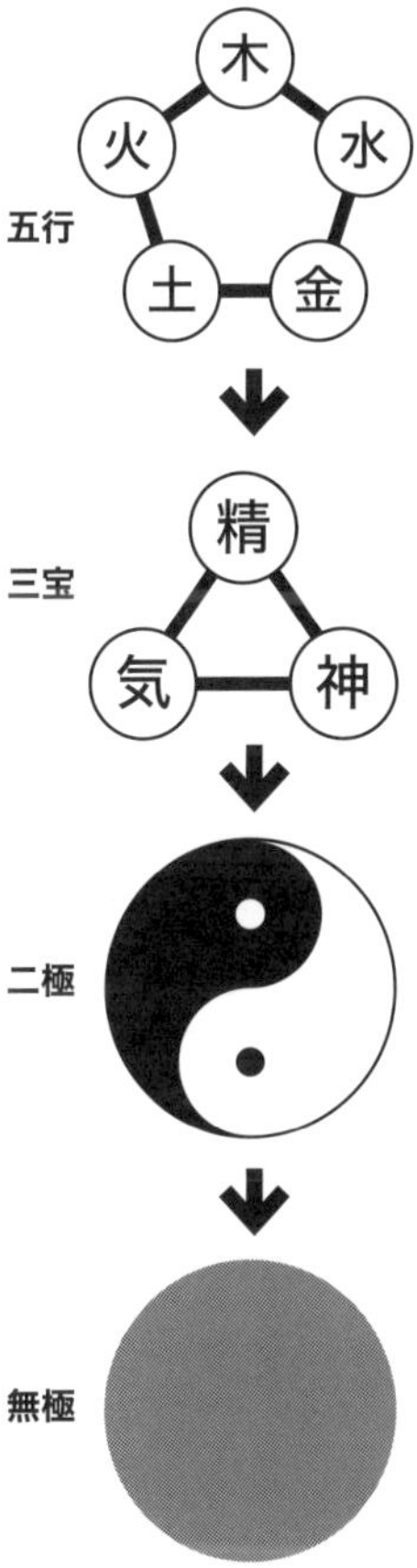

現状の問題をすべて洗い出す【五行】

↓

それによって傷ついているのは「体力・気力?」「心・精神状態?」「自分らしさ・自己肯定感?」を明確にする【三宝】

↓

緩みたい（陰）、集中したい（陽）【二極】

↓

するべきことがわかり、すっきりする【無極】

最後の無極という状態が、生まれたままの赤ちゃんの状態、つまり無邪気な自分の状態です。その状態に戻ることができれば、自分本来の力がまた発揮できるのではないかと思います。そしてこれが、私が考える**「自然に還る自然療法」**なのです。

一般的にカウンセリングやセラピーでは、感情や状況をすべて吐き出すことはしますが、それによって傷ついていることを、このような分類で確認することはありません。この分類をすることによって、自分が何に怒っているのか、何に悲しんでいるのか、何に焦っているのかが、客観的にわかるのです。このワンクッションが、吐き出したいか、内省したいかという質問に答えるうえで、とても有効になります。感情のままどうしたいかを尋ねても、怒りに任せた答えや絶望に暮れた答えしか出てこないのです。

私はカウンセリングや相談のときは、この手法で感情のリリースを手伝っています。問題解決はできなくても、気持ちは落ち着きます。このような状態に落ち着いたあと、気香アロマアナリーゼで、現状からのエネルギーの流れを読み解くことで、クライアントは自分で問題を解決する方法を見出すことになるでしょう。

「精気神」の「神」が傷つくとは？

私たちが悩んだり、不安になったりするときというのは、ほとんどの場合「自分の価値」を見出せなくなったときだと、考えます。

では「自分の価値」とは、どのようにして決まるのでしょうか？　人と比べて優れているものを持っている、栄誉ある勲章、あるいは愛されている、お金持ちである、ということでしょうか？

もちろんこれらも「価値」かもしれませんが、それは誰かから見たときの「価値」であって、栄誉ある勲章は、小さな子どもにとっては無価値だし、自給自足で豊かな暮らしをしている人にとっても、お金持ちであることは無価値です。

そう、価値とは相対的なものなのです。ただし、自分にとっての価値というのはいつでも絶対です。つまり、**「自分に価値があるかないか」は自分で決めていい**ということです。

そして価値とは、高いか低いかではなく、あるかないかです。私は自分のことを一番理解していると思えば、それが価値です。「私はアロマセラピーを知っている」ということも価値です。

「アロマセラピーを知っている人はたくさんいるし、私なんてまだまだ」ということは、価値のあるなしに関係ありません。希少であるかどうかということと、価値の有無は関係がありません。価値というのは、特徴と言い換えてもよいかもしれません。あるいは、個性といってもよいかもしれません。

つまり、**あなたの価値、あなたの個性は、誰かに決められるものではなく、自分で決める**ものなのです。それがわかれば、クライアントが悩んでいる理由が見えてくるのではないでしょうか?

多くの人が、他人の価値観によって生きてしまっていることが、悩みや問題になっています。自分の価値を見失う、あるいは自分には価値がないと思うような人は、自分の個性や才能、魅力を抑えているのかもしれません。このようなときは、一番傷ついているところは「精気神」の「神」であることが多いのです。

「輝き」というエッセンス

このように聞くと、案外「神」が傷ついている人が多いと思いませんか？　疲れたり、傷ついたりするのは、肉体や心だけではなく、「神」という場所もあるのだということを知っておいてください。私は、これが魂というものなのではないかと思っています。

魂である「神」は、あなたが生まれたときから命を終えるときまで、その価値を変えることはありません。

その人が生まれながらに持つ魅力が「神」です。天真爛漫という神を持つ人は、一生天真爛漫です。当然歳とともに見せ方や表現方法は変わりますが、変わらぬ個性、才能です。ただし、個性や才能は、時として攻撃される理由となることがあります。人は、自分や自分たちと異質なものを恐れ、攻撃することで排除しようとします。そのため多くの人が、本来の自分の魅力である「神」を抑えたり、隠したりして生き続けることを選びます。
そうなると「精気神」の「精と気」(体力、気力、精神力)のみで生きることとなります。まさしく没個性です。それでは当然、自分の存在価値や価値を見失うことになります。

巻末資料の「精油のデータシート」には「三宝」の働きも入れています。気香アロマナリーゼで選ばれた精油には、「精気神」への働きがあります。「神」についてはこのような働きかけをして、このような輝きを与えているということも書いてあります。**肉体や心だけではなく魂への働きかけもしているのが精油**なのです。

セラピーとは、肉体や心だけでなく、魂の輝きをも取り戻すこと、精気神のバランスをとり戻すことにあるのです。

生きる目的は幸せになること

人の数だけ人生はあります。もちろん生きる目的もいろいろあると思います。しかし、**誰もが最終的に目指すことは「幸せになる」こと**でしょう。そのカタチはいろいろあるとしても、「幸せ」になりたいから、仕事をするし、家族を持つし、趣味に没頭することもできる。

幸せになるために、やはり私たちはいつでも自分を見失わず、自分らしさを発揮でき、誰かに喜ばれ、誰かを愛せる自分でいたい。

そのために、いつでも心は自由に広げ、安心できる肉体を持ち、輝く魂を持ち続けたい。
それを実現することが、気香アロマアナリーゼなのです。

私は『星の王子さま』（サン＝テグジュペリ著）が大好きです。主人公の王子様の有名なセリフがあります。

「心で見なくちゃ、ものごとはよく見えないってことさ。かんじんなことは目に見えないんだよ」

この言葉を取り上げるとき、多くの人が「心で見る」ことに注目します。しかし、それよりも大事なことは、**「かんじんなことは、目に見えない」**ということなのです。

私たちセラピストがクライアントと向き合うとき、口にする主訴、目に見える不調、それだけに捉われてしまうと、「かんじんなこと」を見落としてしまうことがあります。また、起こっている出来事に対しても同じ視点が必要です。人間関係がうまくいかない、仕事がうまく進まないということも、その出来事だけに注目し、そこをテコ入れするだけでは「かんじんなこと」が修復されません。よって、思うような結果が出ないことがあります。

「かんじんなこと」は、往々にして隠れているものです。

肉体は心の結果

東洋思想では「肉体は心の結果である」といいます。肉体の不調、好調は肉体だけで作られているのではなく、心（あるいは意識）が原因となってできあがっています。

ダイエットに成功したとします。しかしそれは、突然みるみる肉体がシェイプされたのではなく、「痩せたい」という意識や「美しくなりたい」という気持ちが生まれ、そのためにどうしたらよいかを考え、実行した結果です。

いわゆる「動機」「モチベーション」があるから肉体はできあがります。

実は、不調や病気も同じであると考えます。病気や不調を招く動機やモチベーションは、ないと思うかもしれませんが、短い睡眠時間、不規則な食生活、不健全な人間関係など、自分でコントロールできるにも関わらず、自分にとって好ましくない状態を選んでいることが、不調や病気を招いています。

ここで大切なことは、他人から見たら明らかに「好ましくない状態」を、なぜ本人が選ぶのかということです。そこに「かんじんなこと」＝「心」が隠れています。

それを選びたい、選ばなくてはならない「心」があるのです。しかし、それは本人も自覚がないことが多いし、きっかけはささいなことだったはずが、時間や回数を重ねることで不調の原因となっていることが多いのです。

もしもその不調を改善、解決したいのであれば、見えている不調、出ている不調だけでなく、隠れている「かんじんなこと」も、同時に修復、改善していかなければならないのです。

その考え方が**「標本兼治《ひょうほんけんち》」**と呼ばれる、東洋思想の大事な考え方の1つです。標（見えていること）、本（本質）を兼治（同時に治癒）するという意味です。

傷に絆創膏《ばんそうこう》を貼るだけでなく、なぜけがをしたのか？　けがの原因となることを知り、そこを見直さなければ本当の治癒とはいえないよ、ということです。

私は、これこそが代替療法の本分ではないかと考えています。アロマセラピーは、精油の持つ薬理作用によって、頭痛や胃痛、自律神経失調などを調整することができます。しかし、それでは薬と同じですし、むしろ薬のほうがよく効きます。

ところが精油には、それだけではない「心への作用」、目には見えない作用が存在することを忘れてはいけません。「かんじんなこと」に作用しているということです。

精油は肉体に作用しているだけでなく、同時に心へも作用している。原因にも同時にアプローチしているのです。気香療法は東洋思想を取り入れたアロマセラピーなので、標本兼治を意識していますが、それを知らなくてもいつの間にか、知らず知らずに標本兼治されていることに、アロマセラピーの可能性を感じます。

気香療法から生まれた気香アロマアナリーゼは、「かんじんなこと」へのアプローチをクライアントにわかりやすく見せる方法なのです。

第5章の気づきと発見のヒント

□陰陽五行思想
□陰陽とは「影と光」
□陰極まれば陽に転ず。陽極まれば陰に転ず
□陰陽の関係性には4つの形がある
□陰は求心のエネルギー、陽は遠心のエネルギー
□この世界はすべて5つの要素で成り立っている
□私たちの身体は五行の要素に対応している
□三宝とは「精」「気」「神」
□問題はどんどん複雑化する
□複雑な問題をシンプルにする東洋思想的発想

□精・気・神の「神」が傷つくとは？
□「輝き」というエッセンス
□生きる目的は「幸せになる」ということ
□肉体は心の結果

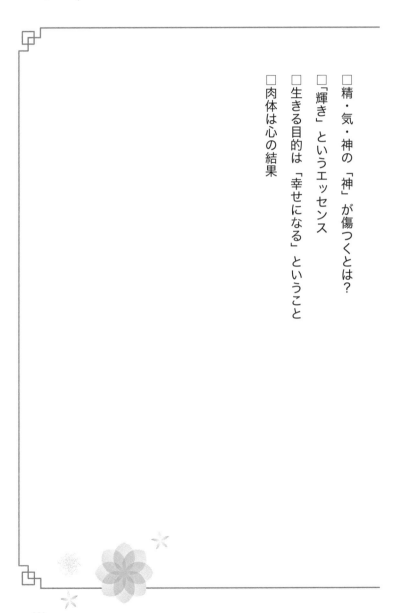

最後に

アロマセラピーは、植物から採油された芳香成分のみで、私たちを「丸ごと」調える、とてもシンプルなセラピーです。精油さえあればできてしまいます。それで十分なのかもしれません。

しかし、私はアロマセラピストとして、香りを嗅いだ私たちの心に、何が起こっているのだろう？　ということを探究したいのです。

よい香りによって動いた感情が、心に響いて、思考を変え、行動が変わる。その結果、体調や精神状態も快調になる。実感しているこの変化をわかりやすく説明してくれる知識が、東洋思想だったのです。

ここに書いた東洋思想、東洋医学について内容は、私が気香療法や気香アロマアナリーゼを構築するうえで重要である、あるいは興味深いと感じた内容です。しかし、東洋思想は鍼治療、指圧、漢方薬、薬膳、食養生、運動、経営など、ありとあらゆるジャンルに適用、応用されています。気香療法や気香アロマアナリーゼ、あるいは本書をきっかけにこのような世界観があることを知っていただけると、あなたのアロマセラピーはまだまだ可能性が広がります。

あなたの「神」を活かして、これからもアロマセラピーを必要とする人に届けるアロマセラピストになってください。

２０２３年12月

藤原　綾子

〈参考文献〉

『生きる力　自然から学ぶ健康法』　井上重治著　フレグランスジャーナル社
『閃く経絡』　ダニエル・キーオン著（須田万勢・津田篤太郎 監訳／建部陽嗣 訳）　医道の日本社
『脳に効く香り　精油の効果をモノアミンで考える』　鳥居伸一郎著　フレグランスジャーナル社
『脳を司る「脳」　最新研究で見えてきた、驚くべき脳のはたらき』　毛内拡著　講談社
『月と太陽のアロマセラピー』　小林ケイ著　小社刊
『スピリットとアロマテラピー』　ガブリエル・モージェイ著（前田久仁子訳）
フレグランスジャーナル社

巻末資料

精油のデータシート

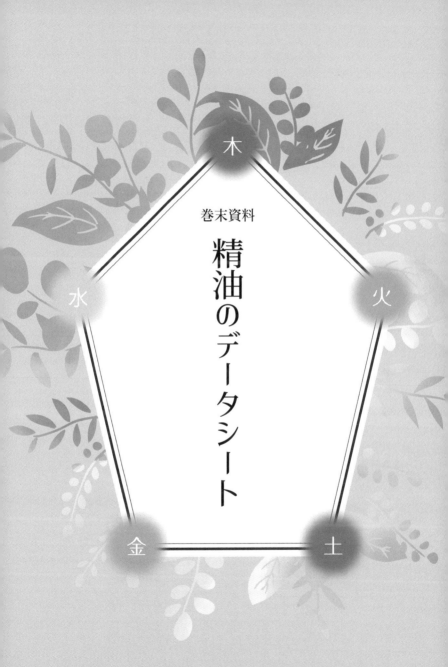

イランイラン

学名	*Cananga odorata*
科名	バンレイシ科
採油部位	花
主な成分	リナロール、ゲルマクレンD、酢酸ゲラニオ ー ル、β -カ リオフィレンなど
作用	抗うつ作用、鎮静作用、血圧降下作用、 催淫作用など
キーワード	花の中の花、夜咲く花、新婚の花、オリエンタル、 情熱
五行	木 = 気持ちを上げる 火 = 情熱や多幸感を呼ぶ 土 = 黄色い花 金 = 深い鎮静作用 水 = 抗うつ作用、ストレス緩和作用
三宝	精 = 本質 気 = たくましさ 神 = 自由
精油のメッセージ例	現実逃避
注意事項・禁忌事項	低血圧の人は使用に注意

サイプレス

学名	*Cupressus sempervirens*
科名	ヒノキ科
採油部位	葉と球果
主な成分	α - ピ ネン 、オ シメン、δ -3- カレンなど
作用	うっ滞除去作用、鎮咳作用、強壮作用
キーワード	スピリチュアルペインを癒す、墓地に植える、 ゴッホの絵、森林浴、永遠に生きるという学名
五行	木 = 真っ直ぐ伸びる 火 = うっ滞除去作用 土 = 受容 金 = 悲しみを癒す鎮咳作用 水 = 水の流れ
三宝	精 = 深い 気 = 慎重 神 = 崇高
精油の メッセージ例	選択と集中
注意事項・ 禁忌事項	エストロゲン様作用があるので、ホルモン依存型の 疾患のある人は使用に注意

サンダルウッド

学名	*Santalum Austrocaledonicum・Santalum spicatum*
科名	ビャクダン科
採油部位	木部
主な成分	α-サンタロール、βサンタロール、サンタレン、など
作用	心臓強壮作用、鎮静作用、うっ滞除去作用、抗菌作用、抗ウイルス作用など
キーワード	白檀《びゃくだん》、宗教儀式、芯材、絶滅危惧種、半寄生植物、
五行	木＝木部の精油 火＝心臓強壮作用 土＝安定感　グラウンディング 金＝鎮静作用膚 水＝落ち着いた夜
三宝	精＝強《したた》か 気＝循環 神＝安定
精油のメッセージ例	社会的経済的な安定
注意事項・禁忌事項	香りが残りやすいので使用量に注意

ネロリ

学名	*Citrus　aurantium .amara*
科名	ミカン科
採油部位	花
主な成分	酢酸リナリル、リナロール、d- リモネンなど
作用	抗うつ作用、抗不安作用、抗菌作用など
キーワード	ネロラ公国の王妃、オレンジフラワー、ケルンの水、白い花、水瓶座、天使の香り
五行	木 = 春に咲く花　男性性 火 = 情熱や多幸感を呼ぶ 土 = 包容力 金 = 白い花　悲しみを癒す 水 = 不安や恐怖を和らげる
三宝	精 = 健康 気 = こだわり 神 = 崇高
精油のメッセージ例	夢と現実のバランス
注意事項・禁忌事項	

パチュリ

学名	*Pogostemon cablin*
科名	シソ科
採油部位	葉
主な成分	パチュロール、α - ブルネセン、β - パチュレンなど
作用	鎮静作用、皮膚軟化作用、血流促進作用、 ホルモン様作用など
キーワード	発酵させる、熟成、シルクロード、 香りの持続時間が長い、隠蔽、土の香り
五行	木 = 怒りの感情を抑える 火 = 催淫作用は喜びを満たす 土 = 食欲を調整する 金 = 悲しみを癒す 水 = 静かに落ち着かせる
三宝	精 = 底力 気 = 慎ましい 神 = 浸潤
精油の メッセージ例	魂と肉体の統一
注意事項・ 禁忌事項	妊娠中の使用は注意が必要

フランキンセンス

学名	*Boswellia carterii*
科名	カンラン科
採油部位	樹脂
主な成分	α - ピネン、d- リモネン、ミルセン、サビネンなど
作用	抗うつ作用、免疫刺激作用、抗カタル作用、 創傷治癒作用など
キーワード	乳香、魂の救済、神の食べ物、日の出の薫香、 太陽神ラー、キリスト誕生
五行	木 = イライラを抑える 火 = 天とつながる 土 = 包容力 金 = 呼吸器に作用　鎮静作用　皮膚の修復 水 = 形を変える
三宝	精 = 柔和 気 = 包容力 神 = 統率・支配
精油の メッセージ例	俯瞰で見る
注意事項・ 禁忌事項	

ペパーミント

学名	*Mentha piperita*
科名	シソ科
採油部位	葉
主な成分	ℓ-メントール、ℓ-メントン、1.8 シネオールなど
作用	少量使用で刺激作用、多量使用で麻酔作用、 冷却作用など
キーワード	水星、ランニンググラス、冷却、モヒート、 スピード、コミュニケーション、 口がうまい、広がり、交流、風
五行	木 = 肝臓強壮作用　緑色　成長が早い 火 = 清涼感 土 = 健胃作用 金 = 鎮痛作用 水 = 冷却作用
三宝	精 = 瞬発力 気 = 思考力 神 = 社交性
精油の メッセージ例	先入観を持たない
注意事項・ 禁忌事項	神経毒性があるので妊産婦、授乳中の女性、 3 歳未満の乳幼児、高齢者には使わない

ベルガモット

学名	*Citrus aurantium ssp.bergamia*
科名	ミカン科
採油部位	果皮
主な成分	酢酸リナリル、d ーリモネン、リナロール、 β - ピネンなど
作用	抗不安作用、消化促進作用、鎮静作用など
キーワード	アールグレイ、果肉は食べない、リラックス、 リフレッシュ、ブリッジ精油、調和、ハートチャクラ
五行	木 = 緑色若々しい 火 = 明るい気持ちになる 土 = 健胃作用　黄色 金 = リラックス作用 水 = 抗不安作用
三宝	精 = 肩の力を抜く 気 = 寛容 神 = 博愛
精油の メッセージ例	完璧主義を手放す
注意事項・ 禁忌事項	光毒性があるので塗布後 4 ～ 5 時間は紫外線に 当たらない。

ミルラ

学名	*Commiphora myrrha・Commiphora molmol*
科名	カンラン科
採油部位	樹脂
主な成分	フラノオウデスマ -1,3 ディエン、グルゼレン、 オイゲノールなど
作用	抗炎症作用、創傷治癒作用、催淫作用など
キーワード	没薬、ミイラ、アドニスの母の涙、キリスト誕生、 肉体の救済、正午の薫香、太陽神ラー、砂漠の道標
五行	木 = 春に休眠から明ける 火 = 赤い涙と言われる樹脂　苦い 土 = 包容力　土のような匂 金 = 深い鎮静作用　呼吸器に作用　皮膚 水 = ミイラに象徴される深い眠り
三宝	精 = 頑健 気 = 信頼 神 = 孤高
精油の メッセージ例	迷える人の道標
注意事項・ 禁忌事項	低血圧の人は使用に注意

ラベンダー

学名	*Lavandula angustifolia*
科名	シソ科
採油部位	花穂
主な成分	酢酸リナリル、リナロール、1．8シネオールなど
作用	抗菌作用、鎮静作用、鎮痛作用、抗不安作用、 血圧降下作用など
キーワード	不眠によい、紫色、バランス、洗い流すと言う学名、 乙女座、癒し
五行	木＝春から初夏に咲く花 火＝幸福感を呼ぶ 土＝安定した包容力 金＝リラックス作用 水＝青紫色
三宝	精＝弛緩 気＝リラックス 神＝無邪気
精油の メッセージ例	本来の自分を取り戻す
注意事項・ 禁忌事項	

ローズ

学名	*Rosa damascena*
科名	バラ科
採油部位	花
主な成分	シトロネロール、ゲラニオール、ネロール、リナロールなど
作用	皮膚弾力回復作用、収斂作用、抗炎症作用、 神経強壮作用、抗うつ作用など
キーワード	アフロディーテ誕生、愛と美、採油率が低い、 クレオパトラが愛した、香りの女王
五行	木＝春に咲く花 火＝赤い花情熱 土＝包容力 金＝鎮静作用 水＝恐怖を緩和する
三宝	精＝美 気＝プライド 神＝豪華
精油のメッセージ例	自分を中心に置く
注意事項・禁忌事項	妊娠中の使用は注意が必要

ローレル

学名	*Laurus nobilis*
科名	クスノキ科
採油部位	葉
主な成分	1,8- シネオール、酢酸テルピニル、サビネン、 α - ピネンなど
作用	強壮作用、去痰作用、鎮痛作用、 自律神経調整作用など
キーワード	栄光、勝利、栄誉、勝者の冠、調味料、予知夢、 萌芽力が高い
五行	木 = 緑色　成長 火 = 英雄の象徴 土 = 健胃作用　消化促進作用 金 = 鎮静作用変革 水 = 腎臓強壮作用
三宝	精 = 質実剛健 気 = 明晰 神 = 剛気
精油のメッセージ例	理想の自分
注意事項・禁忌事項	皮膚刺激がある場合がある

藤原 綾子（ふじわら あやこ）

アロマセラピスト。精油の翻訳家。株式会社ソルシェール 代表取締役。

アロマセラピーサロン＆スクール Vert Mer・精油の学校を運営。

魔女ラボ所長。

早稲田大学人間科学部 人間健康科学科 行動療法専攻卒業。

2006 年株式会社リクルート退職後、アロマセラピーサロンとスクールを開業。精油を用いて深層心理、潜在意識を導き出す独自メソッド「アロマアナリーゼ」を考案。

理系アロマセラピストとして、雑誌連載多数。集客やプロモーション法にも定評があり、国内だけなく海外にも顧客や受講生を持つ。
20 代から続ける音楽活動はアーティスト彩水 AYANA として CD デビューを果たす。著書に『香りの心理分析アロマアナリーゼ 今日からあなたの精油の翻訳家』（BAB ジャパン）

自分の中の3つの宝「精・気・神」が輝く

気と香りで調える シン・アロマセラピー

2024年1月11日　初版第1刷発行

著　者　藤原 綾子
発行者　東口 敏郎
発行所　株式会社BABジャパン
〒151-0073 東京都渋谷区笹塚1-30-11 4F・5F
TEL: 03-3469-0135　FAX: 03-3469-0162
URL: http://www.bab.co.jp/　E-mail: shop@bab.co.jp
郵便振替00140-7-116767
印刷・製本　中央精版印刷株式会社

ISBN 978-4-8142-0595-0

気香アロマアナリーゼ図　わたゆき
イラスト　天野恭子（マジックビーンズ）　佐藤末摘（P63）
デザイン 大口裕子

健康に美容に！体の不調を改善する　アロマ、ハーブ関連書籍

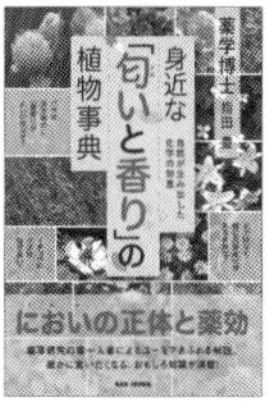

自然が生み出した化学の知恵

書籍　身近な「匂いと香り」の植物事典

においの正体と薬効、動けず、声も発しない植物たちが獲得した特徴とは!? バラは咲き始めに一番香りがよいのはなぜ? イチョウのタネはなぜ臭い? 花ではなく根に芳香成分がある植物は? 薬草研究の第一人者によるユーモアあふれる解説。誰かに言いたくなる、おもしろ知識が満載!

●指田豊 著　● A5 判　● 248 頁　●本体 2,000 円 + 税

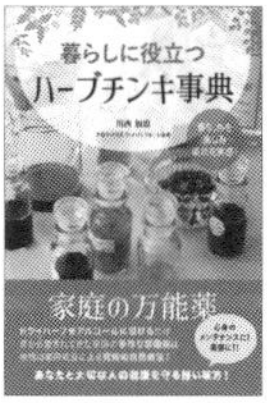

香り、色を楽しみ　薬効を実感!

書籍　暮らしに役立つハーブチンキ事典

あなたと大切な人の健康を守る強い味方！ドライハーブをアルコールに浸けるだけ! 昔から愛されてきた家庭の手作り常備薬は、植物の薬用成分による究極の自然療法! ローマ時代から人々の生活を支えてきた「チンキ」を、健康と美容にも、取り入れてみませんか?

●川西加恵 著　● A5 判　● 184 頁　●本体 1,500 円 + 税

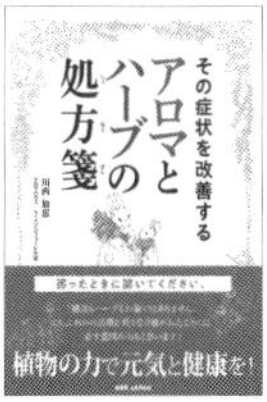

その症状を改善する

書籍　アロマとハーブの処方箋

植物の力で元気と健康を! 雑誌『セラピスト』の連載で人気を博した、体の不調から美容、子どもと楽しむクラフトなどのレシピに加え、本書ではハーブの薬効を活かしたアルコール漬け、チンキもご紹介!! 精油とハーブの特徴を知りぬいた著者ならではの、ほかでは見られないレシピが満載です。

●川西加恵 著　● A5 判　● 264 頁　●本体 1,700 円 + 税

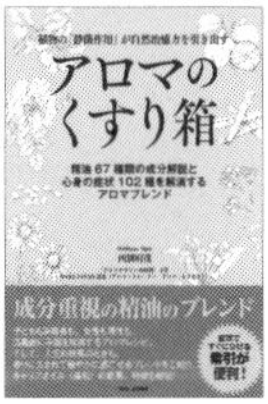

植物の「静菌作用」が自然治癒力を引き出す

書籍　アロマのくすり箱

精油 67 種類の成分解説と心身の症状 102 種を解消するアロマブレンド。成分重視の精油のブレンド、症状ですぐにひける索引が便利! 子供も高齢者も、女性も男性も、広範囲に不調を解消するアロマレシピ。そして、人生の終焉のときも、香りに包まれて穏やかに過ごせるブレンドをご紹介。

●西別府茂 著　● A5 判　● 208 頁　●本体 1,500 円 + 税

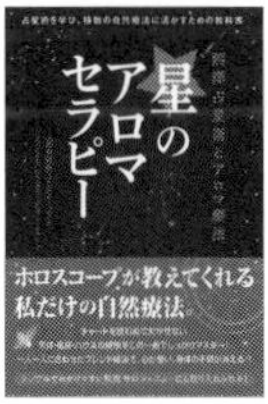

西洋占星術とアロマ療法

書籍　星のアロマセラピー

ホロスコープが教えてくれる私だけの自然療法。「ホロスコープの解読は難しい……」そういう方にこそ、本書をおすすめ! からまった糸がほぐれるように、ホロスコープの見方、解読の仕方が理解できます。星の配置が、あなただけの癒やしの香りを教えてくれます。

●登石麻恭子 著　● A5 判　● 288 頁　●本体 2,000 円 + 税

幸せを引き寄せる！成功へと導く　占い、その他関連書籍

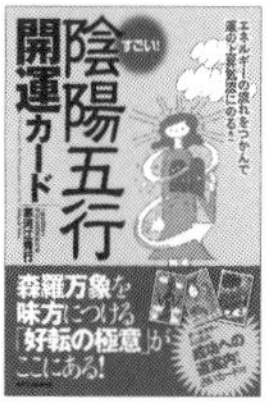

エネルギーの流れをつかんで運の上昇気流にのる !!

書籍　すごい！陰陽五行開運カード

森羅万象を味方につける！「好転の極意」がここにある！毎日楽しみながら、陰陽五行開運カードを使ってみてください。自然のリズムと同化し、バランスよく日々を過ごせるようになるでしょう。成功への道案内！占いカード付。

●寒河江秀行 著　● A5 判

● 168 頁 (開運カード 20 枚付き)　●本体 1,600 円 + 税

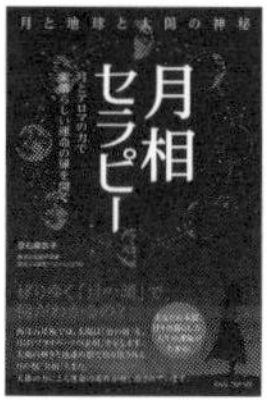

月と地球と太陽の神秘

書籍　月相セラピー

移りゆく「月の顔」で、あなたの本質、日々の暮らし方、人生の運気がわかる！西洋占星術では、太陽は「公の顔」を、月は「プライベートの素顔」を示します。太陽の輝きと地球の影で作り出される月の顔「月相」もまた、天体の力による運命の流れが映し出されています。月とアロマの力で素晴らしい運命の扉を開く。

●登石麻恭子 著　●四六判　● 264 頁　●本体 1,600 円 + 税

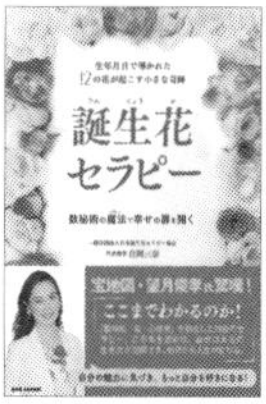

生年月日で導かれた 12 の花が起こす小さな奇跡

書籍　誕生花セラピー

自分の魅力に気づき、もっと自分を好きになる！数秘術を花のイメージにのせた新解釈で、心理学の手法で癒やし効果も抜群 !! 誕生花セラピーとは……数秘術、花、心理学を融合したセラピー。生年月日の計算で、誕生花・発芽・根の数字を出し、自分自身を知り、人生を切り開く術を知る。

●白岡三奈 著　● A5 判　● 240 頁　●本体 1,700 円 + 税

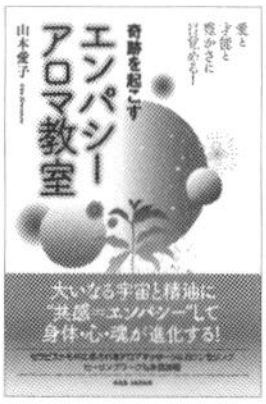

愛と才能と豊かさに目覚める！

書籍　奇跡を起こす エンパシーアロマ教室

新時代のアロマセラピー！“エンパシー＝共感”“身体・心・魂からの気づきと癒し”という言葉がなぜか気になるというすべての方に。宇宙と繋がり、精油と繋がり、五感でメッセージをキャッチしてセラピーを進めていきます。クライアントだけでなく、セラピストの身体と心、魂の成長もサポートしてくれる奇跡のセラピー体験！

●山本愛子 著　●四六判　● 240 頁　●本体 1,600 円 + 税

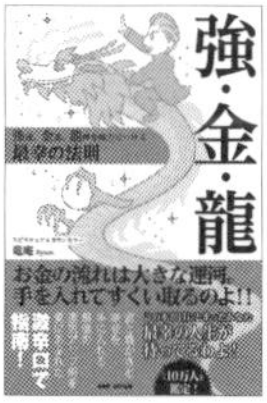

強運、金運、龍神を味方につける最幸の法則

書籍　強・金・龍

お金の流れは大きな運河。手を入れてすくい取るのよ !! この本が目にとまったあなた最幸の人生が待ってるわよ！富と豊かさと幸せを手に入れる最強の運気アップ術を愛にあふれた激辛口で指南！個性的な表現で読者を魅了する竜庵先生が、人生を大成功させている秘訣を語ります !!

●竜庵 著　●四六判　● 224 頁　●本体 1,500 円 + 税

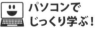

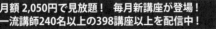

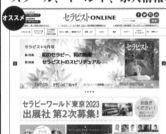